K. A. BEYER

# LA CURA DE SAVIA Y ZUMO DE LIMÓN

Vital

*Si este libro le ha interesado y desea que le mantengamos informado de nuestras publicaciones escríbanos indicándonos qué temas son de su interés (astrología, autoayuda, ciencias ocultas, artes marciales, espiritualidad, naturismo, tradición, etc.) y gustosamente le complaceremos.*
*Puede visionar nuestro catálogo en*: http:/www.edicionesobelisco.com

*Los editores no han comprobado la eficacia ni el resultado de las recetas, productos, fórmulas, técnicas, ejercicios o similares contenidos en este libro. No asumen por lo tanto, responsabilidad alguna en cuanto a su utilización ni realizan asesoramiento al respecto.*

Colección Biblioteca VITAL
**La cura de savia y zumo de limón**
*K. A. Beyer*

1ª edición en esta colección: mayo 2000
4ª edición: julio 2001
*Fotografía cubierta*: R. Hummel



Edita: Vital DT Collection, S.L.
Pedor IV, 90 1ª
08005 Barcelona -España
Tel. 93 485 53 94 - Fax: 93 485 11 36
e-mail: obelisco@airtel.net

Depósito legal: B. 33.720 - 2001
ISBN: 84-95342-14-6

*Printed in Spain* - Impreso en España
Impresión: Romanyà Valls, S.A. Capellades (Barcelona)

## PREFACIO

*La cura de savia y zumo de limón, según Stanley Burroughs, su creador, constituye para una persona sana un medio razonable y natural de liberar el cuerpo de toxinas y depósitos grasos, conservando el bienestar general y la plena capacidad de rendimiento.*

*No puede sobrevenir ningún daño a la salud mientras se efectúa la cura, porque el cuerpo es abastecido de todos los nutrientes necesarios y el metabolismo es reforzado.*

*Bajo el control de un médico naturista o un práctico de salud es en muchos casos muy recomendable incluso para gente enferma y debilitada. A través de la purificación profunda y de la eliminación de tejido adiposo superfluo se incrementa el bienestar general y se obtiene una buena base para un tratamiento ulterior.*

*En respuesta a quienes han afirmado que la cura de zumo de limón no constituye una alimentación equilibrada, hay que aclarar lo siguiente:*

*Esta cura no es una forma de alimentación, sino una cura de ayuno a base de zumo, que se lleva a cabo por un tiempo limitado. Se trata de ayudar al cuerpo a purificarse y liberarse de todos los depósitos y grasas superfluas y abrumantes.*

*Muchas veces, estos depósitos se han acumulado a través de años de alimentación incorrecta y un modo de vivir erróneo. Cuando el cuerpo no los elimina espontáneamente, hay que incitarlo a hacerlo por medio de un ayuno racional (una o dos veces al año). Por su composición, la cura es especialmente apropiada para esto, sin considerar que durante el tiempo de la cura se renuncia a tóxicos estimulantes como alcohol, azúcar, etcétera. En la naturaleza el ayuno es un proceso totalmente natural y en todas las grandes religiones del mundo forma parte esencial de la purificación física y espiritual. Sólo en nuestros tiempos se cree que todas las cosas deben ser esquematizadas y que el hombre debe ser programado de acuerdo a los conocimientos científicos vigentes.*

*Pero aun la ciencia más avanzada (y esto vale también para la nutrición) puede abarcar sólo una parte del todo y por esta razón no se deberían desacatar las leyes vigentes de la naturaleza.*

*Espero que aún más gente lleve a cabo la cura de savia y limón, y a este libro le deseo éxito en el interés de sus lectores.*

BRUNHILD ZECHELIUS
Naturópata diplomada.
Edewecht-Westerscheps,
Alemania.

# 1

# INTRODUCCION

Con esta obra quiero presentarles un tratamiento que en los países europeos es aún muy poco conocido. Es sencillo, económico y muy eficaz. Stanley Burroughs, un naturópata de Hawaii, fue quien lo concibió y quien ha tenido más experiencias con él.

En este librito encontrará las instrucciones precisas para realizar la cura de savia y limón, junto con algunas ideas principales de Stanley Burroughs, tal como las expuso en su libro *Curación para una nueva era*. Nosotros veremos este proceso sobre todo como una cura de purificación. De los éxitos obtenidos sólo citaremos algunos, porque los muchos testimonios sobrepasarían el límite de este tratado. Pero quien ha tenido la oportunidad de hablar con Stanley Burroughs sabe que hay suficientes comprobantes. Stanley puede pasarse horas enteras exponiendo y explicando cada caso.

A quien quiera conocer la cura de savia y limón como método naturista, se recomienda el libro antes mencionado. Stanley Burroughs usa esta cura junto con Vitaflex (un método especial de masaje) y una terapia de colores, desarrollada también por él mismo. Según Stanley Burroughs y sus colaboradores, esta triple combinación es tan eficaz como casi ningún otro método naturista.

Esta cura es ideal para un tratamiento de reducción de peso y desintoxicación. Como puede leer al final de este libro, hay muchas cartas de agradecimiento que dan testimonio de su eficacia. Pero sólo su experiencia personal podrá mostrarle lo que la cura es capaz de hacer en su caso particular. Es muy probable que, al igual que mucha otra gente, usted se interese, ya sea por perder peso o liberarse de una molestia desagradable.

La parte que sigue tratará primero de los aspectos prácticos de la cura. Después siguen las instrucciones precisas para su realización. En los capítulos siete a once presentamos brevemente las opiniones principales del creador de este método, Stanley Burroughs, sobre salud y enfermedad, medicina convencional y naturista, y al final una pequeña selección de reacciones de personas que han hecho la cura completa.

*Un caso típico*

Como toda cura, la de savia y limón tiene no tan sólo amigos entusiastas, sino también críticos. Los adversarios de la cura se basan casi exclusivamente en teorías: equis persona dijo que el zumo de limón daña al organismo; demasiado limón causa acidez en el estómago; los cítricos no son saludables, etcétera. Un caso típico es el siguiente: una conocida maestra de yoga que vive en los alrededores de Zurich mandó pedir diez ejemplares del libro *La cura del zumo de limón*, porque sus amigos estaban entusiasmados. Después de una semana nos llegó una carta en la cual escribió que después de la lectura del libro no pudo quedar de acuerdo con su contenido y nos pidió poder cambiar nueve de los diez libritos. Después de haber hablado con ella, hizo de todos modos la prueba por ella misma y diez días después se quedó no solamente con los libritos que había pedido sino que pidió diez más, para recomendarlos a sus alumnos. «No puedo creerlo», dijo, «¡pero esta cura hace milagros!»

### *La cura se expande*

Poco a poco, el éxito de la cura convence también a médicos y técnicos de la salud. Aparte de sus importantes efectos desintoxicantes y adelgazantes, la cura de savia y limón es también de gran provecho para el cabello y para cualquier tratamiento estético en general. Un instituto capilar de Suiza hace de ella una parte obligatoria del tratamiento. «Las impurezas del cuerpo son llevadas hacia los vasos más periféricos y llegan también al cabello», opina el director del instituto. «Para un cabello sano la desintoxicación del cuerpo es absolutamente necesaria y nada se presta mejor para ello que esta cura.»

En las clínicas francesas de la famosa médica naturista y autora de varios libros —Kousmine—, «la cura vital», como allí llaman a la cura de savia y limón, se utiliza en numerosos casos como tratamiento preparatorio básico para introducir a continuación nuevos hábitos alimenticios más saludables. Un cuerpo sano y purificado responde sin duda más favorablemente a cualquier cambio positivo, y produce el renacimiento de la inteligencia innata de nuestro organismo, nuestro médico inteerior.

Con esta edición revisada y completada a base de experiencias obtenidas en España, espero poder hacer desaparecer prejuicios y facilitarle el acceso a una cura de la cual usted también quedará entusiasmado.

2

# PIERDA 5-10 KILOS EN 10 DIAS

## *¿Un simple eslogan de publicidad?*

Este titular causa recelos. ¿Será posible esto? ¿Y si lo es, será saludable? ¿No es una promesa exagerada, un simple eslogan de publicidad? ¿O se podrá realmente perder tanto peso con una simple cura de savia y zumo de limón?

Perder 5-10 kilos en diez días es mucho, casi increíble. Y aún más increíble si se afirma que uno no aumentará de nuevo después. Pero la experiencia lo muestra: el setenta por ciento de todas las personas que siguen la cura los diez dias completos, siendo fieles a las instrucciones, pierden 5 kilos o más. Esto sorprende de aún más si se tiene en cuenta que no todos los que hacen la cura pesan demasiado. La mayoría de los que no tienen un exceso de peso pierde de 3 a 4 kilos, pero también sucede que personas muy delgadas restablecen ante todo el equilibrio del metabolismo corporal, porque tanto un peso demasiado alto como un peso demasiado bajo son simplemente indicios de que algo no va bien.

*La grasa se disuelve literalmente*

Muchas veces el peso logrado se mantiene después de la cura. Esto muestra que la pérdida de peso no se explica únicamente con una pérdida de líquidos, sino que los depósitos de grasa desaparecen realmente. «La grasa se disuelve literalmente», escribe Stanley Burroughs. Quien hace la cura puede experimentarlo en sí mismo. Sólo así se puede explicar la gran pérdida de peso. Si el cuerpo tuviera que quemar toda la grasa excesiva, el proceso tardaría mucho más tiempo.

Así se entiende también por qué esta cura de reducción carece totalmente de peligro. La pérdida de peso no es más que un efecto secundario. El fin principal consiste en la desintoxicación del organismo. Al mismo tiempo, el cuerpo consume también los depósitos superfluos de grasa. Así que la pérdida de peso es un efecto de esta purificación en el transcurso de la cual también se embellece la piel y el cabello, se normaliza la digestión y el nivel de coleesterol, y desaparecen diversas irregularidades corporales. La purificación afecta incluso al estado psíquico de manera positiva, como veremos en el capítulo 6.

*Lo que cuenta es la experiencia práctica*

Más importante que todas las teorías es la experiencia práctica. Miles y miles de testimonios de éxito pesan más que todos los prejuicios que alguien pueda tener en contra de esta cura. «Expertos» de nutrición quieren muchas veces explicarme que no es posible perder tanto peso en tan poco tiempo. Sólo puedo responder que respeto sus teorías, pero que les recomiendo hacer la prueba. Y hay bastantes que se han convencido de ello.

### *Mantener el peso con la cura de polen*

Claro que toda pérdida de peso puede ser recobrada posteriormente por malos hábitos de alimentación, de ahí que se recomiende cambiar estos hábitos. Muchas veces alguien tiene apetencias irracionales por una carencia de minerales que sobrevino por no prestar atención a una alimentación integral. La cura reconstituyente de polen provee al cuerpo de todos los minerales y oligoelementos. Contribuye a mantener el peso logrado con la cura de savia y zumo de limón, no permitiendo que se produzcan sensaciones de hambre.

Para muchas personas se ha comprobado de gran ayuda llevar un diario durante la cura, apuntando cada día los cambios que se están produciendo, cómo se sienten, sueños y, sobre todo, los nuevos y mejores hábitos alimenticios que se quieren introducir en la vida después de la cura.

Mucha gente afirma que no se siente capaz de cambiar sus malos hábitos. Aquí la cura se presta como ayuda casi revolucionaria, ya que rompe prácticamente de golpe con todos nuestros hábitos. Esta autoconfianza de poder cambiar y renunciar voluntariamente es una base importante para seguir una vida más sana después.

En muchos casos el problema de sobrepeso tiene su

origen en un exceso de apetencias anímicas, o sea, «como porque siento un vacío interior», frustración debido a la falta de afecto, de valores de reconocimiento por los demás, de inseguridad, nerviosismo, etcétera. «Comiendo, intento rellenar este vacío.»

La cura no funciona solamente a nivel físico sino que también purifica, eleva y refuerza a nivel mental y emocional; ya sabemos que todo nuestro ser va interrelacionado.

Por lo tanto, para solucionar el problema de sobrepeso en sí, convendría decidirse firme y conscientemente, ya durante la cura, de ir introduciendo formas de alimentación y vida más sana, integrales y satisfactorias; hacer algo de deporte, andar a pie cada día; y procurar no reaccionar con cualquier frustración, enfado o malestar, llevándose algo de comida o bebida a la boca. Es entonces que podremos comprobar si sólo se han ensanchado nuestros pantalones o también nuestra consciencia.

*La experiencia es la madre de la ciencia*

Lo mejor es que usted lea primero este libro. Debería poner atención especial en los capítulos 3, 4 y 5. Después hay que hacer la prueba. Y aunque no lo crea: ¡en 10 días estará bastante más ligero, más sano, y se sentirá al mismo tiempo de maravilla!

Durante la cura aumenta la sensibilidad hacia nuestro entorno y de manera considerable las capacidades creativas e intuitivas.

Disfrute de estos nuevos horizontes que se le están

abriendo. Muchas personas empiezan en estos días de la cura a abrirse y gozar de la música clásica o religiosa; descubren de manera espontánea las bellezas de la naturaleza, del mar, o perciben por primera vez un estado interior de armonía, de paz consigo mismo y con el resto del universo, de autoconfianza y gozo de estar vivo. Es en estos momentos cuando los problemas suelen perder su pesadez y la nueva percepción intuitiva puede ser un camino hacia la libertad interior.

Por lo tanto, conviene llevar a cabo la cura en una época en que usted no vaya sobrecargado de trabajo y compromisos sociales, desligándose de las presiones y obligaciones de la vida cotidiana que le fatigan demasiado.

La cura le invita a la reflexión, a momentos de silencio, al encuentro consigo mismo, a actividades recreativas.

Tras la jornada, si puede, recójase conscientemente en su atmósfera personal, haga cosas que le apetezcan, descanse siempre cuando el cuerpo se lo pida, y disfrute conscientemente y sin prisa de las nuevas experiencias que la cura le proporcione.

# 3

# EL SIROPE DE SAVIA

*¿Qué es el sirope de savia?*

La cura de savia y limón solía hacerse antes con sirope de arce. Sin embargo, varios análisis mostraron que el contenido de minerales en el zumo de arce está sujeto a variaciones naturales. Se sospecha que además de causas naturales, como la calidad de la tierra, también desempeñan un papel las influencias climáticas.

Puesto que la cura de savia y limón exige un alto y equilibrado contenido de minerales, había que buscar una mejor solución. Después del descubrimiento del sabroso y precioso sirope de palma se ha combinado el sirope de arce con varios —a veces raros— tipos de sirope de palma.

Así se creó un sirope de savia que responde plenamente a las exigencias de la cura.

Para el funcionamiento de nuestro organismo no importa solamente la cantidad de los minerales que ingerimos, sino también la relación de éstos entre sí, tal como se da en su ambiente natural. Eso vale también en cuanto al contenido de azúcar. El sirope de savia no contiene ningún azúcar artificial. La presencia de glucosa proviene en un 100% de la propia savia, conteniendo además los oligoelementos naturales que se precisan para la asimilación orgánica.

El sirope de savia es uno de los más sabrosos productos alimenticios que la madre tierra nos ofrece. Se compone únicamente de los zumos alimenticios concentrados de los árboles de arce y palmera tal como existen en la naturaleza.

### *La importancia del limón*

Los dos ingredientes principales de la cura de savia y limón son limones frescos y sirope de savia. El limón es un fruto bien conocido de uso variado, que constituye una de las fuentes de minerales y vitaminas más rica de nuestros alimentos.

Su benéfico efecto era ya conocido de los médicos árabes, griegos y romanos como remedio eficaz y preventivo contra las enfermedades. También en nuestros días tiene un lugar muy importante en los tratamientos naturales y como antibiótico natural.

Tienen una particular significación en el zumo de limón los siguientes elementos: el ácido cítrico básico (ácido oxidante carbónico tribásico) que, de gusto agradable, desempeña importantes funciones en el organismo. Su función es antirraquítica, pues favorece la fijación del calcio.

El ciclo del ácido cítrico es una cadena de reacciones bioquímicas muy importante, en el transcurso de las cuales se efectúa, por intermedio del metabolismo de las células, la reacción exotérmica del producto intermediario, co-enzima acetílico A, resultante del metabolismo de las proteínas, lípidos e hidratos de carbono. Todo ello se condensa en la primera fase en ácido cítrico gracias al ácido oxalo-acético.

La acción del ácido cítrico permite entonces, con el metabolismo de las proteínas, de los lípidos y de los hidratos de carbono, la eliminación de los depósitos de grasa de los tejidos de lo que se deriva una disminución del peso.

A la falta de vitamina C (ácido ascórbico), se la conoce con el nombre de escorbuto, enfermedad identificada desde el tiempo de las Cruzadas. El tratamiento curativo por el limón era ya conocido en el siglo XVIII.

La vitamina C es indispensable para la buena salud de los huesos, de la dentadura y de los vasos sanguíneos. Esta vitamina mejora la resistencia del cuerpo y es muy importante para un metabolismo sano. Es necesaria para el buen funcionamiento del antioxidante (sustancia que impide la descomposición por oxígeno de las células). Durante el período de la cura la absorción diaria de zumo de limón es de más de 80 mg (cantidad sugerida: 75mg/día para un adulto) lo que repone la eventual carencia de vitamina C, y el cuerpo es activado por un metabolismo mejorado. Cada célula puede así desembarazarse de los desechos y residuos, razón por la cual el paciente se siente perfectamente bien y en buena condición física durante la cura de savia y limón.

Un papel casi más importante lo tiene en la cura el sirope de savia, que proviene de las sustanciosas savias del árbol de arce de las regiones nórdicas y de la palma de áren que crece en el trópico. En este capítulo queremos darle a conocer este sirope de savia, considerándole más en detalle.

*El sirope de arce*

El sirope de arce proviene de los vastos bosques de arce del norte de América, donde los indios ya conocían el arte de extraer de este árbol su dulce savia y preparar con ella un sirope que se conserva. Como en aquellas latitudes el azúcar fue antes una rareza, el sirope de arce tomó el papel de un alimento básico importante.

También sirvió a los indios como tónico energético, y durante períodos de enfermedades era muy frecuente que se alimentaran sólo a base de agua y extractos de plantas medicinales combinado con sirope de

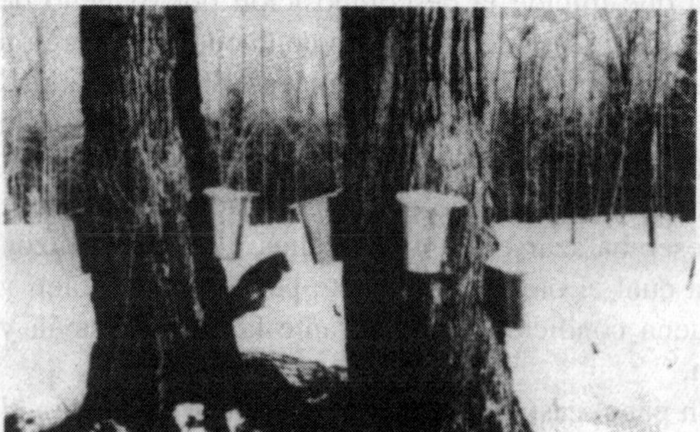

arce, que potenciaba aún más los efectos curativos de la plantas.

Actualmente se encuentra con frecuencia en el mercado norteamericano un nuevo producto, llamado sirope de arce, que no tiene nada que ver con el auténtico extracto del árbol de arce, siendo sólo una imitación industrial a bajo costo, que carece por completo del alto valor nutricional y depurativo del auténtico sirope.

El árbol de arce produce la dulce savia sólo durante cuatro a seis semanas en marzo/abril, cuando en Canadá comienza la primavera templada.

En esta época del año los árboles están todavía cubiertos de más de un metro de nieve, lo cual convierte la cosecha de la savia en una tarea ardua y fría.

Cada mañana se recoge la savia mediante cubos colgados de los árboles. Con el fin de poder conservar la dulce savia se obtiene un concentrado mediante la evaporación del agua.

Para conseguir un solo litro de sirope concentrado se precisan de cuarenta a cincuenta litros de la savia cosechada. Esto equivale a la cantidad que un gran arce puede producir al año. Por otro lado, los arces deben tener un mínimo de cuarenta años de edad antes de que se pueda cortar la corteza y recoger la savia, ya que de otro modo se dañaría el árbol.

En el sirope de arce se distinguen tres categorías, que se pueden reconocer por su color, denominadas de grado A, B y C.

El grado A se obtiene de la primera fase de la cosecha, es la más copiosa, conteniendo más azúcares y menos sales minerales. Su color es ámbar claro. Es un edulcorante de amplísimas aplicaciones.

El grado C, por contra, se obtiene de la última fase de la cosecha, cuando la savia ya es más densa. Este grado, de superior calidad, no es tan abundante en cantidad y resulta algo menos dulce, pero tiene un nivel de sales minerales bastante superior al grado A. Su color es ámbar oscuro.

Dada la necesidad de un alto y equilibrado nivel de minerales, se utiliza únicamente el grado C en la mezcla del sirope de savia para prevenir problemas carenciales. El sirope de arce grado C contiene un alto nivel de calcio, zinc, manganeso y hierro (más del doble que el del grado A).

*Calcio*

El calcio contribuye al crecimiento normal de los huesos y la dentadura; ayuda al funcionamiento de los músculos y de los nervios así como a la circulación de la sangre. La asociación de ácido cítrico y calcio es muy positiva.

*Hierro*

Indispensable para todos los seres vivos. Es el elemento que constituye la hemoglobina (glóbulos rojos) y se necesita para el transporte del oxígeno. Está en importante relación con el ciclo del ácido cítrico (limón). Las mujeres y las jóvenes con déficit de hierro presentan palidez, mala circulación de la sangre, vértigos, melancolía, dificultad de concentración, etcétera.

*Manganeso*

Es un elemento indispensable y regenerador de los hidratos de carbono, del colesterol, del hierro y del cobre. Juega un papel importante en el desarrollo del esqueleto y de las glándulas genitales.

*Zinc*

Favorece el crecimiento del cuerpo y del esqueleto, la regeneración de la piel y de las células capilares y activa la cicatrización. Juega asimismo un papel importante en el metabolismo de la albúmina y cuida de la secreción normal de la insulina. Generalmente la cantidad de zinc en el cuerpo está en el límite bajo, lo que puede ser equilibrado con el sirope de arce, de grado C.

### *El sirope de palma*

La palma es una de las plantas más antiguas de la Tierra.

En el trópico hay tres tipos principales de palma: la palma de coco, la de aceite y la de áren. Así como en el hemisferio nórdico hay sólo un tipo de arce que produce la dulce savia alimenticia, hay también en el trópico una sola clase de palma de cuya savia se obtiene este sirope. Esta savia se obtiene cortando la punta de la palma cuando comienza a estar en flor. Del tallo cortado, la savia cae gota a gota a un recipiente de bambú. Muchachos ágiles suben y bajan rápidamente dos veces al día para vaciar los recipientes y colocarlos de nuevo.

Después, la savia se cuece en grandes recipientes sobre una fogata, hasta que espese y tome consistencia de sirope. Normalmente el sirope de palma se usa sólo en el lugar de su producción y no se exporta, porque es difícil almacenarlo sin que empiece a fermentar. Después se filtra y se pule para evitar posibles impurezas debidas a la producción únicamente artesanal y sin añadirle ningún aditivo, conservante u otra de las «químicas» modernas de conservación.

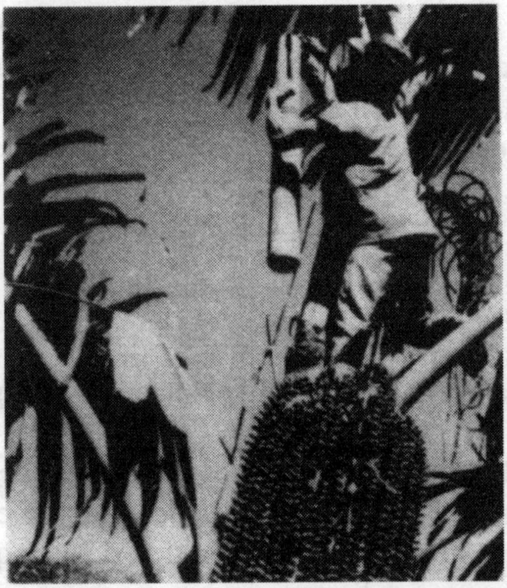

El sirope de palma se distingue por su elevado nivel de potasio, que además se encuentra en perfecto equilibrio con su contrapartida, el sodio (10:1).

El mantenimiento de estas proporciones es de vital importancia, ya que el potasio interviene en multitud de procesos celulares que serían inhibidos por altas concentraciones de sodio.

Por otro lado, una falta total de sodio deshidrataría el organismo, lo cual hay que tener en cuenta durante la cura, ya que no se toma ningún otro alimento.

Debido a las necesidades de las células debería haber alrededor de diez veces más potasio que calcio, lo cual es exactamente la proporción conseguida con la mezcla de los siropes de arce y de palma.

*El sirope de savia: una combinación ideal*

El sirope de arce y el sirope de palma son, ambos, zumos alimenticios muy ricos en minerales, que se complementan entre sí.

*Resultados de análisis*

| | | |
|---|---|---|
| Hierro (Fe) | mg/kg | 12,1 |
| Manganeso (Mn) | dmg/kg | 18,9 |
| Zinc (Zn) | mg/kg | 49,5 |
| Calcio (Ca) | mg/kg | 358 |
| Magncsio (Mg) | mg/kg | 144 |
| Potasio (K) | mg/kg | 3963 |
| Sodio (Na) | mg/kg | 457 |

A partir de su elevada y preciosa aportación de sales minerales, vitaminas y enzimas, el sirope de savia suministra al organismo un alto grado de hidratos de carbono, fácilmente asimilables.

*Hidratos de carbono (fructosa y glucosa)*

Son una fuente de energía inmediata para el cuerpo. El alto contenido de fructosa y de glucosa en el sirope de savia asegura el aporte necesario al organismo, en particular al sistema nervioso y a las células cerebrales, que dependen esencialmente de la glucosa como fuente de energía.

La cura de savia y limón no provoca ningún efecto negativo, tales como fatiga, nerviosismo, desvitalización, desmineralización, etcétera, lo que, sin embargo, ocurre a menudo en otras curas de adelgazamiento pobres en hidratos de carbono y oligoelementos. Las personas con buena salud no experimentan ninguna fatiga, ningún nerviosismo durante la cura, y conservan una buena capacidad física y un perfecto bienestar. La energía suplementaria proviene de la reducción de los depósitos de grasa, efecto, además, deseado a menudo. Por otra parte, el contenido de glucosa del sirope de savia y la vitamina C del limón protegen el hígado. En el hígado se efectúan numerosas reacciones vitales del metabolismo. La desintoxicación del hígado queda acelerada por la cura. La correlación del intestino y el hígado juega un papel importante (razón por la cual la limpieza diaria del intestino es absolutamente necesaria).

Pero el sirope de savia no solamente es ideal para esta cura sino que se presta también como exquisito dulcificante para el ama de casa, consciente de una alimentación sana para los niños y los amantes de golosinas, porque la calidad de su azúcar natural es muy superior a la de los azúcares refinados. Es especialmente sabroso con frutas, crêpes, flanes y bebidas, dándoles un matiz al mismo tiempo boreal y tropical (véase capítulo 15, recetas).

Las savias de arce y de palma son prácticamente los

únicos edulcorantes cien por cien naturales, ya que sus árboles no son cultivados por el hombre sino que crecen sin intervención humana, sin fertilizantes u otros métodos de cultivo modernos. Son los únicos árboles en el mundo que permiten la cosecha de su preciosa savia, sin ser perjudicados por ello.

### *Reflexión sobre el azúcar blanco*

El azúcar blanco, refinado e industrializado, está totalmente exento de vitalidad cuando llega a nuestra mesa. Con un 0 % de vitaminas y minerales, el organismo necesita para su absorción sustancias esenciales, como calcio, vitaminas del grupo B, proteínas, etcétera.

Por tanto, es muy recomendable para la salud sustituir el azúcar refinado por edulcorantes naturales, que no sólo no «chupan» del cuerpo sustancias elementales, sino que le aportan minerales, vitaminas y enzimas,

Muchas enfermedades dentales, intestinales, de los huesos, y otras más se originan por un exceso de alimentos refinados y desnaturalizados que podrían fácilmente ser evitados con una alimentación más consciente y sana.

## 4

## LA CURA DE SAVIA Y ZUMO DE LIMON

### *Regenerar el cuerpo*

Ahora hablaremos de la cura propiamente dicha. Como ya se ha comentado, su fin principal es desintoxicar el cuerpo, disolviendo y eliminando impurezas acumuladas. En primer lugar se limpia y descongestiona el tracto digestivo, posteriormente los otros órganos de eliminación, como el hígado y los riñones. La presión en los vasos sanguíneos se regulariza, y esto ayuda a establecer una buena circulación. De esta manera se puede lograr un aspecto juvenil y la mayor elasticidad del cuerpo, independientemente de la edad.

Todas la enfermedades catarrales, tales como resfriados, gripes, estados febriles, sinusitis y bronquitis, son rápidamente eliminadas, liberando al individuo de diversas alergias que forman la base de posteriores dificultades respiratorias y obstrucciones de sinus. Las alergias son a menudo el resultado de acumulaciones de toxinas, que desaparecen con la depuración del organismo.

Los tipos de enfermedades resultantes de depósitos

calcáreos en las articulaciones, los músculos, las células y las glándulas son fácilmente resueltos y eliminados del cuerpo. Los depósitos de colesterol en las arterias y en las venas son igualmente eliminados por la depuración milagrosa de la cura de savia.

Las enfermedades de la piel desaparecen a medida que el resto del cuerpo es limpiado. Forúnculos, abscesos, granos... Siendo estas erupciones obra de la naturaleza, que elimina rápidamente los venenos del cuerpo.

Todos los tipos de infección son el resultado de enormes acumulaciones de venenos que son disueltos y quemados u oxidados para depurar el cuerpo. Por esta razón una rápida eliminación de las toxinas da lugar a fiebres infecciosas de todo género. Las infecciones no se «atrapan», son creadas por la naturaleza para favorecer la combustión de los sobrantes de desechos.

Sin embargo, la cura no se dirige contra una forma particular de enfermedad, sino que da al cuerpo la ocasión de recuperarse, purificarse, regenerarse y aumentar sus defensas. Así que se trata de una cura depurativa de usos diversos que se puede aplicar también como medida preventiva, como por ejemplo ante una ola de resfriados, una epidemia de gripe (vea capítulo 8) u otros de carácter más grave.

La mayoría de las enfermedades tienen su origen en el sistema digestivo, que es muchas veces sobrecargado; la comida no es bien digerida y productos de desecho y toxinas se acumulan. Por medio de la cura de savia y zumo de limón se aligera esta carga y a través de una alimentación sana y ligera podemos conservar la salud del tracto digestivo aún después de la cura.

El exceso de peso es probablemente la razón más frecuente por la cual se hace la cura. Mucha gente con exceso de peso pierde hasta un kilo diario, sin ningún efecto secundario perjudicial, porque el cuerpo recibe todos los elementos esenciales y no sufre de ninguna carencia real. Pero no se pierde solamente peso. La piel se ve más limpia, todo el organismo se regenera, y uno se siente generalmente mucho mejor, como cuando se recobra un equilibrio que se había perdido desde mucho antes.

Además, ayuda a liberarse de la dependencia de medicamentos y estimulantes, como café, alcohol, tabaco, etcétera, y previene el envejecimiento prematuro debido a enfermedades del metabolismo.

### *Duración del régimen*

Se debería hacer la cura por un mínimo de siete a diez días, pero en casos muy graves y bajo supervisión médica se puede prolongar hasta cuarenta días (Stanley Burroughs menciona el caso de una persona muy gorda, en el cual se hizo durante ciento veinte días).

Los tres primeros días el cuerpo se alimenta a base de las reservas, almacenadas en forma de glucógeno (azúcar simple) sobre todo en la sangre y en el hígado, que es fácilmente digerible. Por lo tanto, una cura debería durar más de tres días. Después, el organismo empieza a eliminar toxinas y a reducir sus demás reservas de grasas depositadas por todo el cuerpo. Mientras dura este proceso, no sentimos hambre. Sólo cuando los depósitos están agotados, vuelve el hambre y nos señala que ya es tiempo de volver a comer.

El régimen contiene todos los nutrientes vitales que uno necesita durante este tiempo. Hacer la cura dos o tres veces al año tiene un efecto muy positivo sobre la salud del cuerpo.

Un buen indicador del progreso de la purificación es la lengua, la cual se cubre a veces de una capa blanca durante la desintoxicación. Cuando ya no se ve cubierta, sino limpia y de color rosa, el proceso de purificación puede darse por terminado. (Las experiencias han mostrado que en la mayoría de casos la lengua está aún sucia, después de diez días y a veces hasta después de catorce o veinte días. Esto indica que el proceso de purificación aún no está terminado y que conviene repetir la cura en otra ocasión.)

El organismo se deshace, durante la cura, de sus restos e impurezas metabólicas acumuladas durante años a través de todos los poros y aberturas:

— el intestino
— la orina (más oscura, tiene a veces un olor penetrable)
— la piel
— los pulmones (mucosas, mal aliento)
— la vagina (flujo aumentado)
— la boca (mal sabor, ayuda una cucharadita de arcilla medicinal con un poco de agua)

*La preparación*

Para un vaso grande de la bebida dietética se necesita:

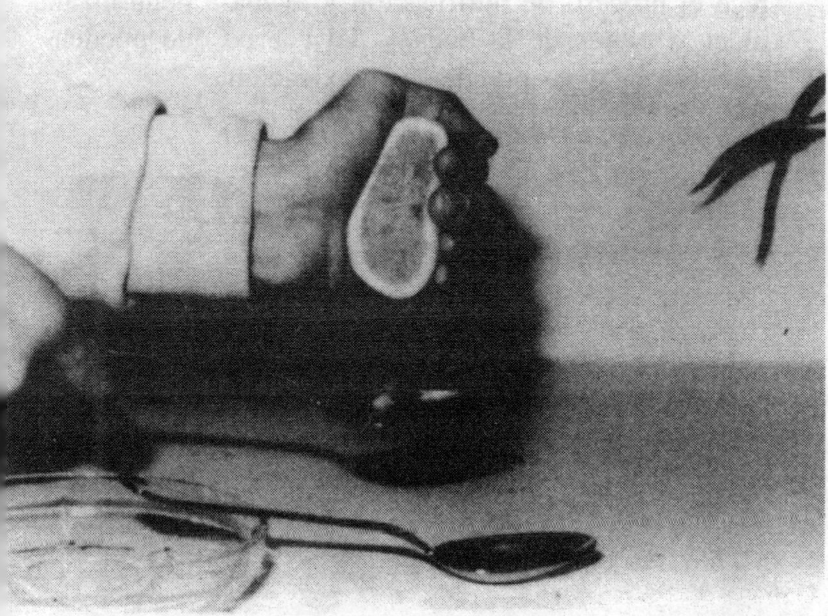

2 cucharadas soperas de zumo de limón fresco (aproximadamente 1/2 limón)

2 cucharadas de sirope de savia

una pizca de pimentón picante en polvo (cayena)

un vaso de agua (aprox. 1/4 de litro)

El zumo de limón, el sirope de savia y el pimentón picante se mezclan en un vaso que se llena con agua tibia (o fría, si se prefiere).

La cayena es necesaria porque disuelve flemas y regenera la sangre, lo que produce más calor en el cuerpo. Además, contiene muchas vitaminas del complejo B, que complementan el valor nutritivo del sirope de savia y de los limones.

Para variar un poco, se puede también tomar agua o infusiones de hierbas, sobre todo de menta. Esto favorece el proceso de purificación y ayuda a neutralizar muchos olores de la boca y del cuerpo que pueden aparecer en el período de desintoxicación.

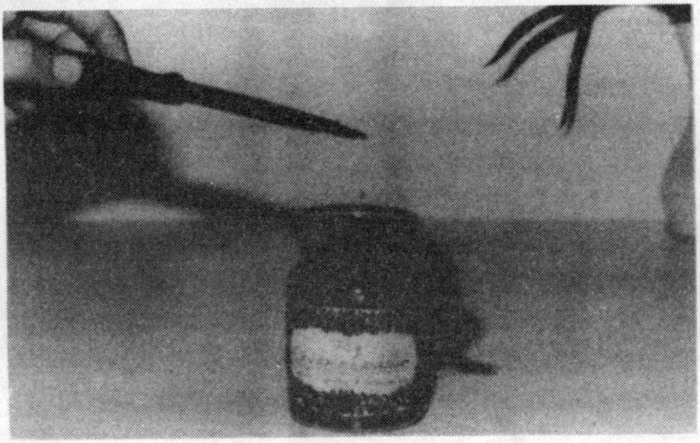

*¿Cuánto zumo al día?*

Cada día hay que tomar un mínimo de ocho a doce vasos de la preparación.

Para mayor comodidad se puede preparar la bebida para el día en una botella de un litro y medio o dos litros y poner:

de 14 a 20 cucharadas soperas de sirope de savia
de 14 a 20 cucharadas soperas de zumo de limón
1/4 de cucharadita de pimentón picante.
Acabar de llenar la botella con agua mineral.

Las personas que desarrollan gran actividad física pueden aumentar la dosis.

En muchos casos es imprescindible que los pacientes tengan la preparación ya lista. En cuanto sientan hambre o cansancio, deberán tomar un poco de la preparación.

*Importante: ¡Durante todo el régimen no debe ingerirse ningún otro alimento!*

Como el limón y el sirope de savia contienen todos los oligoelementos, vitaminas y la glucosa necesarios para diez días, no hay temor a sufrir hambre, una vez que el cuerpo se haya adaptado a la cura.

Use solamente limones frescos, si es posible de cultivo biológico, cuya cáscara puede ser consumida. Pero si no encuentra limones biológicos, puede también usar otros. Mas no use nunca concentrado de zumo de limón, zumo de limón congelado o limonadas de preparación química.

Puede obtener el sirope de savia y todo lo que necesita para la cura en cualquier establecimiento especializado en la nutrición sana.

Para una cura completa de diez días se necesitan aproximadamente dos litros de sirope.

Existe una contraindicación importante, en el caso de las personas que tengan diabetes insulino dependiente y estado depresivo avanzado.

### *La función eliminatoria es esencial*

Como la cura de savia y zumo de limón es una cura de desintoxicación, conviene ayudar a la naturaleza con la eliminación. El cuerpo falla cuando la eliminación es insuficiente; el resultado será mejor mientras más se elimina. A la mayoría de personas les sirve tomar una infusión laxante de plantas. Tome un vaso como primera cosa por la mañana y otro por la noche antes de acostarse.

Otro buen método consiste en tomar agua con sal. Se prepara un litro de agua con dos cucharaditas de sal marina (no se debe usar sal común de cocina). Tome todo el litro por la mañana, con el estómago vacío. En media hora este agua salada limpia muy bien todo el tracto digestivo. Puede repetirse el procedimiento otras veces, hasta purgar el tubo digestivo. Esta modalidad no se recomienda a personas que padezcan hipertensión arterial.

Si al principio el agua con sal no produce el efecto deseado, hay que tomar un poco más o un poco menos de sal, hasta encontrar la concentración apropiada. Es bueno tomar por la noche una infusión laxante, para disolver, y por la mañana el agua con sal para limpiar. Si por alguna razón no se puede o no se quiere tomar el agua con sal (para mucha gente es bastante desagradable), se puede en su lugar tomar la infusión laxante por la mañana y por la noche.

Otra forma muy eficaz de lavar el intestino es mediante un enema de uno a dos litros. Esto es también un método muy eficaz para contrarrestar la sensación de hambre aguda, que puede presentarse al primer día de la cura.

La purgación es un punto principal de esta cura, porque las impurezas que el cuerpo desecha deben realmente ser evacuadas para no depositarse en otra parte del organismo.

*Ni alimentos adicionales, ni píldoras*

Algunas personas quieren tomar píldoras vitamínicas u otros complementos dietéticos durante la cura, pero muchas veces esto es la causa de su fracaso. En el transcurso del proceso desintoxicativo las células se liberan de impurezas, que se acumulan primero en los ganglios linfáticos. Muchas veces éstos se congestionan. Sólo cuando todas las impurezas son eliminadas, el cuerpo puede de nuevo asimilar correctamente. Así que tomar alimentos adicionales no es aconsejable y puede poner en peligro el éxito de la cura, aunque sí que se han obtenido muy buenos resultados con la homeopatía. Parece que durante la cura el cuerpo responde más favorablemente hacia el tratamiento con homeopatía.

Un contexto especial es si usted debe, por razones de salud, tomar medicamentos que el médico le haya recetado. Por principio, también éstos estorban la purificación y no se recomiendan durante la cura. Pero siempre conviene consultar al médico sobre la posible interrupción de la medicación. Vaya a un médico que muestre comprensión para métodos curativos naturistas como éste. (No siempre es fácil encontrar tales médicos, pero en revistas de medicina naturista y a través de ciertas asociaciones pueden hallarse referencias.)

Aunque el éxito de la cura no se pueda garantizar si se toman medicamentos al mismo tiempo, la experiencia ha demostrado que aun en estos casos la purificación del cuerpo tiene un efecto benéfico sobre el estado general del organismo. Tampoco se recomienda tomar café, beber alcohol o fumar, porque estorba al proceso depurativo.

La mayoría de personas se sorprende de lo bien que les va durante y después de la cura. La capacidad de rendimiento aumenta notablemente, sobre todo en la segunda parte de la cura. La mayoría de la gente puede desempeñar sin problemas su profesión o su trabajo diario normal. Muchos notaron que su estado de ánimo mejora y que su dinamismo y vitalidad aumentan hacia el final.

Otro efecto secundario es que analgésicos, barbitúricos, laxantes y otros medicamentos que se habían tomado regularmente pueden ser totalmente o casi suprimidos.

*Sensaciones de debilidad durante la cura*

Durante la cura algunas personas pueden sentirse alteradas. La causa no está en la cura de savia y limón misma, sino en lo que ella mueve y trae a la superficie. Puede que uno tenga que vomitar o que aparezcan dolores en diferentes partes del cuerpo o que uno se sienta débil y con sueño. Estos accesos de debilidad son el resultado de las toxinas que el cuerpo está soltando, que circulan en el torrente sanguíneo antes de ser eliminadas, y no indican ninguna carencia de alimentos o vitaminas. Normalmente desaparecen al cabo de dos o tres días de la cura. El régimen contiene todo lo que el cuerpo necesita, para diez días o más, en forma líquida. Descanse y hágase la vida un poco más cómoda si es necesario —pero la mayoría de la gente puede desempeñar su trabajo normal—. Persevere durante el tiempo completo, no se dé por vencido y no se engañe a sí mismo, comiendo golosinas, porque de esta manera solamente comprometerá el éxito.

*Los síntomas pueden acentuarse*

Si se sufre de un padecimiento crónico, como por ejemplo una erupción de la piel, puede ser que durante la cura los síntomas se agraven. ¡No tenga miedo! Esto significa sencillamente que el cuerpo quiere deshacerse de todas las toxinas (la piel es precisamente un órgano importante de eliminación). Tan pronto como las toxinas hayan salido del cuerpo, el equilibrio se restablecerá y la piel quedará más sana que antes.

Durante este día o dos de «crisis curativa» de purificación, se puede producir una parada en la reducción de peso; la increíble inteligencia del organismo se carga primero lo que más le estorba; pasada esta crisis suele ocurrir una caída de peso importante.

Otras afecciones o síndromes ocultos o antiguos pueden aparecer: cefaleas, jaquecas, náuseas, vómitos, mal aliento, esputos, orines cargados, secreciones vaginales, diarreas, urticaria, herpes, eczemas... No abandonar el tratamiento, es la autolimpieza interna que se lo está llevando todo.

A partir del quinto día, todos los efectos benéficos del tratamiento se hacen notar.

*La cura de savia y limón para alcohólicos y fumadores*

Este tratamiento es un buen procedimiento para aquellos que quieren dejar de beber o fumar. Los cambios químicos y la purificación que resultan de esta cura son capaces de reducir y hasta eliminar la sensación de adicción y los múltiples síntomas de carencia que suelen aparecer. El deseo de tomar estimulantes artificiales y agentes antidepresivos disminuye y desaparece con el tiempo totalmente. Las dificultades que aparecen normalmente cuando alguien quiere liberarse del alcohol, del tabaco y de otras drogas, son considerablemente atenuadas por medio de esta cura. Si usted quiere dejar de fumar, pero es un gran fumador, no lo haga repentinamente. Reduzca, más bien, la cantidad diaria desde antes de la cura, de manera que deje de fumar completamente al cuarto o quinto día. Después el cuerpo tiene aún tiempo de eliminar las toxinas acumuladas, de manera que muchas veces el deseo de fumar de origen físico desaparece solo, después de haber terminado la cura. Pero claro está que la cura de savia y zumo de limón puede solamente remediar desequilibrios que tienen su origen en el cuerpo. Si su deseo de fumar es también (o solamente) de origen psíquico, una cura de savia y zumo de limón no podrá ayudarle. En este caso habrá que recurrir a métodos psicológicos o meditativos que consolidan la seguridad interior. Esto es muy importante, porque el fumar es muchas veces sólo un gesto que se usa para encubrir timidez e inseguridad.

*Cómo terminar la cura*

La transición de la cura de savia y zumo de limón a la alimentación normal es muy importante, igual que después de un ayuno prolongado, la tentación de comer inmediatamente después de la cura y en cantidad excesiva es fuerte. Después de que hemos dado al aparato digestivo diez días para descansar, debemos darle tiempo de acostumbrarse de nuevo a su régimen habitual. Esto toma dos o tres días adicionales y sólo entonces el cuerpo estará dispuesto a asimilar de nuevo una alimentación normal.

Las recetas que siguen fueron concebidas especialmente para los días de transición después de la cura y los días de reconstitución y pueden servir de referencia.

*Días de reconstitución*

*Primer día*

*Por la mañana:*
1/4 de litro de bebida de limón y sirope de savia
1 naranja

*Antes del mediodía:*
1/4 de litro de zumo de naranja (fresco)

*Al mediodía:*
1/4 de litro de la bebida de limón y sirope de savia

*Por la tarde:*
1/4 de litro de zumo de naranja (fresco)

*Por la noche:*
1/4 de litro de la bebida de limón y sirope de savia
una naranja

*Más tarde por la noche:*
1/4 de litro de zumo de naranja (fresco)

*Entre comidas:*
infusión de menta (hierbabuena)
infusión para purificar la sangre

*Segundo día*

*Por la mañana:*
1/4 de litro de zumo de naranja (fresco)
una manzana / 1 plátano

*Antes del mediodía:*
una mandarina

*Al mediodía:*
comida cruda de manzana
con zumo de limón y sirope de savia

*Por la tarde:*
1/4 de litro de zumo de naranja (fresco)

*Por la noche:*
ensalada de frutas (al gusto) con zumo de limón y sirope de savia

*Más tarde por la noche:*
1/4 de litro de zumo de naranja (fresco)

*Entre comidas:*
infusión de menta (hierbabuena)
infusión para purificar la sangre

*Tercer día*

*Por la mañana:*
una rebanada de pan integral
una naranja

*Antes del mediodía:*
1/4 de litro de zumo de naranja (fresco)

*Al mediodía:*
un caldo de verduras ligero hecho con verduras para caldo frescas o congeladas en caldo de verduras con arroz integral

*Por la tarde:*
1/4 de litro de zumo de naranja (fresco)

*Por la noche:*
caldo de verduras con arroz integral

*Más tarde por la noche:*
fruta al gusto

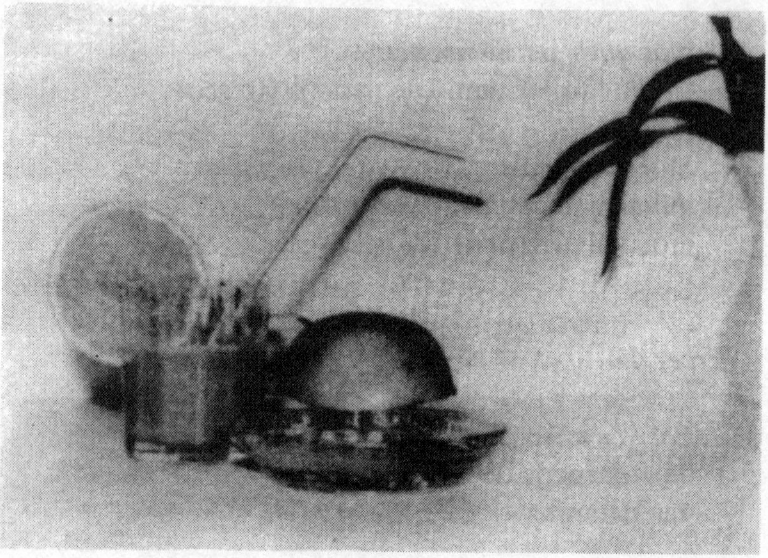

No coma carne, pescado o huevo, ni pan, repostería, té, café o leche durante los primeros tres días después de la cura. A partir del cuarto día puede usted comer de nuevo normalmente, pero, a grandes rasgos, es muy recomendable durante los dos primeros meses después del tratamiento evitar las comidas copiosas, hechas de mezclas alimentarias contradictorias, ricas en productos animales (acción nefasta de las grasas saturadas), y ricas en alimentos refinados (acción desastrosa de los azúcares simples entre otros) y todo esto cargado de aditivos químicos por centenares. Mejor es adoptar una alimentación biológica, utilizando nutrientes integrales surgidos de la agricultura biológica, dando preferencia a los cereales, las legumbres, las frutas, las proteínas vegetales. Esta alimentación deberá ser rica en fibra para asegurar un buen drenaje intestinal.

La acción de la cura es un poco la de escurrir una esponja sucia: el agua sucia sale. Pero si después de la cura volvemos a meter la esponja en un cubo de agua sucia, ya nada funciona. Hay que sumergirla en agua fresca de manantial...

Antes de que empiece con el régimen, recuerde otra vez todos los puntos:

1. Lea otra vez cuidadosamente las instrucciones.

2. Prepárese interiormente para la cura y persevere hasta sentir que los cambios necesarios se han efectuado.

3. Tome un poco de infusión laxante la noche antes de empezar la cura o, mejor aún, hágase un enema.

4. Tome por la mañana un poco de agua salada o una infusión laxante. Haga esto cada mañana y cada noche durante toda la cura.

5. Siga las instrucciones para la cura al pie de la letra.

6. Después de la cura procure darle al cuerpo el tiempo necesario para prepararse a comer de nuevo normalmente. Dedique dos o tres días para la transición.

7. Procure aprovechar la oportunidad para romper el círculo vicioso de los malos hábitos alimenticios, coma con mesura y alimentos más saludables.

5

# RECONSTITUCION POR MEDIO DEL POLEN

## *Tres reglas básicas*

Según Stanley Burroughs, hay tres reglas básicas para una alimentación que mantenga el cuerpo en condiciones óptimas de purificación, reconstitución y conservación. Un cuerpo enfermo debe primero ser purificado, sólo entonces puede recobrarse y conservar la salud.

## *Purificar*

El factor de la purificación también es el centro de otros sistemas curativos, como por ejemplo la cura de ayuno a base de zumos del austríaco Breuss. También las curas de ayuno total sólo con agua tienen como fin la purificación del cuerpo. La desventaja de un ayuno total está en que el cuerpo se desmineraliza y desvitaliza. Un ayuno total se recomienda solamente cuando el cuerpo ha sido alimentado de manera integral por un tiempo prolongado. El ayuno a base de zumos da al cuerpo la oportunidad de descansar y desintoxicarse al mismo tiempo, suministrándole sólo los elementos más esenciales.

La siguiente tabla permite apreciar los numerosos componentes del polen:

*Vitaminas*
Provitamina A
B1 Tiamina
B2 Riboflavina
B3 Niacina
Grupo B6
Acido pantoténico
Biotina
B12
Acido fólico
Colina
Inositol
Vitamina C
Vitamina D
Vitamina E
Vitamina K
Rutina

*Aminoácidos*
Isoleucina
Leucina
Lisina
Metionina
Fenilalanina
Treonina
Triptófano
Valina
Histidina
Arginina

*Minerales*
Calcio
Fósforo
Potasio
Azufre
Sodio
Cloro
Magnesio
Hierro
Manganeso
Cobre
Yodo
Zinc
Silicio
Molibdeno
Boro
Titanio

*Otros componentes*
Acidos nucleicos
Flavonoides
Acido fenólico
Terpenos
Nucleósidos
Auxinas
Fructosa
Glucosa
Brasina
Cistina
Tirosina
Alanina
Acido aspártico
Acido glutámico
Hidroxiprolina
Prolina
Serina

*Enzimas y co-enzimas*
Amilasa pepsina
Diastasa tripsina
Sacarasa
Pectasa
Fosfatasa
Catalasa
Disforasa
Cacimasa
Sistemas citocrómicos
Dehidrogenasas
Lactosa
Dehidrogenasas de ácido ambárico
24 oxidoreductasas
21 transferasas
33 hidrolasas
11 lipasas
5 isomerasas
Crosetina
Zeaxantina
Lisopén
Hexodecanal
Acido alfaaminobutírico
Monoglicéridos
Diglicéridos
Triglicéridos
Pentosán
Gibberelina
Quinina
Bernina
Guanina
Xantina
Hipoxantina
Nucleína
Aminas
Lecitina
Xantofilina

*Reconstitución*

Después del período de purificación sigue el de la reconstitución: el cuerpo debe obtener todos los elementos que necesita para su buen funcionamiento. Para esto, el factor central es una alimentación integral. Si usted quiere sacar el máximo provecho de la cura de savia y limón, se recomienda tomar después durante un cierto tiempo algún complemento alimenticio natural. Para esto se presta el polen de modo especial.[1]

*Polen: el pequeño milagro de la naturaleza*

El polen son las células germinativas de las plantas. Para cumplir con su misión, que es la de propagar su especie, están provistas de todos los elementos biológicos básicos necesarios para la transmisión y formación de nueva vida. Diversos análisis han mostrado que el polen de flores contiene más de cien diferentes oligoelementos en un equilibrio y en una cantidad como no se encuentran en ningún otro alimento. Aun con una alimentación incompleta —la cual es un mal básico en nuestra sociedad moderna— el polen procura que el cuerpo reciba todos los oligoelementos en la dosificación correcta.

Los principales recolectores de polen son las abejas, las cuales lo tienen, junto con el néctar de las flores, como su alimento primordial. Las abejas juntan

1. Véase también *«El Polen», maravilla de la naturaleza*, Ed. Obelisco.

las partículas microscópicas de polen y forman con ellas pelotitas que fijan en sus patitas para transportarlas a la colmena. Allí las almacenan en panales, al igual que la miel, para ser consumidas cuando se necesite.

*¿Cómo se toma el polen?*

El polen se consigue en diferentes formas. Pero la principal consideración que hay que tomar es que los minúsculos granos están cubiertos de una «cáscara dura». Esta corteza está constituida de una de las sustancias más resistentes que existen en la naturaleza. Para poder aprovechar los múltiples principios activos del polen es necesario abrir esta cáscara.

La digestión humana no puede procesar más del 10 al 20% de estos gránulos de polen, si se ingieren en la forma en que las abejas los juntaron. La mayoría de estos granos de polen abandonarán el cuerpo aún intactos y con su contenido valioso. Para obtener algún provecho, se necesita por lo tanto tomar cantidades relativamente altas. Normalmcnte se recomienda tomar de dos a tres cucharadas diarias.

Muchas tabletas de polen son fabricadas hasta la fecha prensando estos granos herméticamente cerrados. Como las cáscaras quedan intactas en su mayoría, la cantidad no alcanza ni remotamente para lograr los efectos deseados. Tales tabletas son prácticamente inútiles.

Las abejas mismas fermentan el polen antes de usarlo como alimento. De esta manera, las cáscaras se rompen y las sustancias contenidas se vuelven utilizables. Mientras el polen normal es relativamente fácil de cosechar utilizando unos dispositivos especiales llamados trampas de polen, el polen fermentado por las abejas mismas debe ser extraído a mano de los panales, lo cual es imposible de hacer a gran escala.

*El procedimiento de nitrogenización*

Se han hecho desde hace algún tiempo experimentos para abrir los granos de polen. Inicialmente se intentó moler las cáscaras, pero éstas son tan resistentes que aun así quedaron intactas. Además, el calor que se produce en este proceso hace que los ingredientes naturales se alteren y pierdan su efecto.

Actualmente una compañía alemana ha desarrollado una técnica que permite abrir cuidadosamente casi el cien por cien de las cáscaras, de manera que el organismo pueda procesar el polen. Con esta técnica el polen se somete a temperaturas muy bajas, hasta que las cáscaras se vuelven quebradizas y pueden ser trituradas fácilmente. De esta manera las sustancias quedan libres, pero no pueden desvanecerse debido a las temperaturas tan bajas. Después este polen es deshidratado y produce efectos óptimos aun en cantidades muy pequeñas.

Las cápsulas de «Apibal activo» que han sido producidas de esta manera han sido probadas con gran éxito en grupos de diferente edad. Deportistas de alta competición, atletas, corredores y otros, toman regularmente Apibal activo para aumentar su capacidad de rendimiento. Otros experimentos con escolares y estudiantes mostraron que el uso de Apibal incrementa el estado de salud general y aumenta la capacidad de concentración y aprendizaje. Profesionales aquejados de stress y personas de avanzada edad han aprendido igualmente a apreciar el efecto vitalizante de estas cápsulas. Casi siempre que el cuerpo está expuesto a situaciones excepcionalmente duras se recomiendan estas excelentes cápsulas.

### *¿Durante cuánto tiempo se debería tomar el polen?*

La experiencia ha mostrado que el polen debería tomarse por un tiempo mínimo de dos meses. Su organismo, purificado por la cura de savia y limón, tiene de esta manera tiempo de reconstituirse y abastecerse con los oligoelementos necesarios. Una cura de savia y limón hace siempre bien al cuerpo, aun si no se toma polen después. Pero el polen complementa la cura y puede fortalecer el cuerpo a largo plazo.

### *El polen ayuda a mantener la línea*

La sensación de hambre se produce muchas veces cuando el cuerpo carece de ciertos oligoelementos. Si comemos entonces algo que no contiene estas sustancias (como por ejemplo dulces u otros productos refinados) esta sensación de hambre reaparece muy pronto. Pero para la digestión de los azúcares el cuerpo necesita precisamente estos elementos. Y si no los tiene, los toma de donde están depositados, por ejemplo de los dientes, huesos, etcétera.

Los dientes se debilitan y la carencia de oligoelementos causa nueva sensación de hambre. Con el polen damos al cuerpo prácticamente todo lo que necesita. Las apetencias disminuyen y de esta manera el polen contribuye sustancialmente a mantener el peso después de una cura de savia y limón.

# 6

# LA PURIFICACION ESPIRITUAL

Hasta ahora hemos visto la cura de savia y limón casi exclusivamente desde el punto de vista de la purificación del cuerpo. Pero la experiencia muestra que esta cura tiene también un efecto depurativo en la parte psíquica del hombre e influye de manera positiva al bienestar general.

Ya los romanos utilizaban la expresión: *mens sana in corpore sano* —mente sana en cuerpo sano—, y otro proverbio muy conocido dice que el hombre es lo que come. En el concepto de la macrobiótica la alimentación es decisiva para el carácter de la persona. Un día un japonés me preguntó si aquí en el occidente la gente es tan fría y agresiva porque come tanta carne. Está muy claro que la comida tiene algo que ver con la conciencia. Desde siempre hombres santos y monjes han observado períodos de ayuno, no para perder peso, desde luego, sino para purificarse mental, emocional y espiritualmente.

Dicen por ejemplo:

Mahoma: «La oración nos conduce a medio camino hacia Dios, el ayuno nos lleva al umbral del cielo». O Buddha: «A medida que desaparezca mi carne superflua, más luminoso se vuelve el ser, más claro y firme el espíritu de la consciencia». También Jesús habló del ayuno y lo practicó durante aquellos cuarenta días y noches que pasó en el desierto.

La cura de savia y zumo de limón constituye una oportunidad excelente de purificar no solamente el cuerpo sino también la mente. Como numerosas cartas testifican, el efecto depurativo de la cura de savia y limón aumenta muchas veces la capacidad de concentración: esto hace más que compensar una posible debilidad física menor, sobre todo en personas que desempeñan un trabajo intelectual.

Al mismo tiempo podemos observar que la mente se vuelve más receptiva y más positiva. La cura activa el hmisferio derecho de nuestro cerebro, la creatividad y la percepción intuitiva. Otros efectos son una tranquilidad y ligereza en todo el ser. Mucha gente dice que se siente como nuevo. Algunos que se han identificado demasiado con la realidad exterior descubren el regreso hacia una vida interior.

Perder peso excesivo, desintoxicar el organismo y restablecer un equilibrio sano son ciertamente resultados importantes de la cura. Pero para muchos los efectos psíquicos son casi más importantes. Precisamente cuando a través de la cura se inicia una nueva manera de alimentarse, no se debe subestimar su valor, porque desde siempre y en todas partes este paso ha ido a la par con el comienzo de una nueva vida que se preocupa con más profundidad y consciencia del ser interior del hombre.

Afortunadamente, esta tendencia está aumentando hoy en día. Más y más gente elimina el prejuicio de que la realidad exterior significa todo y buscan maneras y caminos de explorar consecuentemente el mundo interior. Para esto el arte de meditar constituye una ayuda de valor inestimable. Aunque la mayoría de las técnicas que se usan hoy en día provienen del Oriente, estos caminos son igualmente practicables y de gran provecho para el hombre occidental. Hay caminos de meditación que unen este arte antiguo con todas las exigencias de una vida dentro de la sociedad occidental moderna.[1] Con su ayuda, más personas han llegado a la conclusión de que la felicidad en la vida y una satisfacción profunda no son sólo deseables, sino que se pueden obtener realmente, sin necesidad de huir del mundo. Un fin central de la meditación es el equilibrio interior y la purificación espiritual del hombre. La pureza por sí sola puede resolver el 99% de los problemas humanos, dice por ejemplo el maestro espiritual Sri Chinmoy. Experiencias profundas empiezan a ser posibles sólo cuando el ser humano ha sido purificado.

Así que la purificación interior es sumamente importante para una vida más profunda y satisfecha. Mientras que la meditación constituye un camino directo de purificación espiritual, una cura como la de savia y zumo de limón empieza con el cuerpo. Uno complementa al otro y muchas veces uno lleva al otro. ¡Ya ve usted que esta cura puede posiblemente darle más de lo que había esperado!

---

1. Véase *Guía práctica de Meditación*, de K. A. Beyer, y *La enseñanza silenciosa*, de Sri Chinmoy, de Edic. Obelisco.

# 7

# LA CURA DE ZUMO DE LIMON OFRECE MAS

Hasta ahora hemos considerado la cura sobre todo en su aspecto de reducción y purificación de todo el cuerpo. Pero para su creador, Stanley Burroughs, constituye en primer lugar una parte de un método curativo naturista más extenso. Antes de entrar en detalles, queremos, para mayor comprensión, echar una mirada a las ideas de este hombre sobre la capacidad e incapacidad de la medicina tradicional y el origen de las enfermedades.

Exponemos brevemente la opinión de Stanley Burroughs: todos los sistemas curativos generalmente aceptados están limitados en su grado de eficacia. Esto proviene de la falta de una comprensión global de las funciones interdependientes del cuerpo que muchas veces no permite ver la causa real de la enfermedad.

Hay muchos factores que influyen en la curación del cuerpo. Están, por ejemplo, los ejercicios físicos, deporte, trabajo físico y también Hatha Yoga que ayudan al cuerpo a mantenerse en buenas condiciones y se recomiendan particularmente durante la cura. Sobre todo en nuestros tiempos de mucha inercia un entrenamiento consciente de este tipo se ha vuelto necesario.

Muchas veces un buen masajista puede contribuir positivamente, dando masaje en partes dolorosas y tensas. Un masaje relaja, favorece la circulación, disuelve coágulos de sangre y estimula los órganos y las células del cuerpo. Este sistema es el más antiguo de los métodos curativos y uno de los más eficaces.

También los baños de vapor son benéficos, sobre todo si se aplican junto con masaje y ejercicios físicos. Otra forma de curación es el uso de plantas medicinales que abastecen al cuerpo de elementos que le faltan y pueden de esta manera compensar carencias que proceden de una alimentación incompleta.

Todos estos tipos de «medicina alternativa» se complementan muy favorablemente con la cura y a menudo aumentan su efecto.

*El origen de los medicamentos químicos*

En el pasado reciente se han empezado a aislar varios componentes de las plantas medicinales, para hacerlos más eficaces. Paralelamente a este proceso se perdieron muchos elementos equilibrantes de las plantas y surgieron efectos secundarios. Con el apogeo de la química las drogas se han vuelto más fuertes y los efectos secundarios indeseables son ahora más peligrosos.

Cuando las drogas no dan el efecto deseado, se agrega la psicología para superar las limitaciones. Constantemente se incluyen nuevas prácticas, muchas veces en oposición a la medicina tradicional, pero hasta hoy en día muchas enfermedades son incurables.

Otras veces se intenta forzar por medio de operaciones quirúrgicas lo que no se ha podido lograr con medicamentos. El éxito es dudoso, sobre todo en el caso de enfermedades crónicas. A pesar de que se han invertido muchos millones de pesetas, la ciencia no ha avanzado mucho en este sector. En tiempos actuales aumenta el número de prácticos de la salud que empiezan a acordarse de las simples reglas de la naturaleza y de esta manera nacen nuevos métodos naturales que superan en algunos aspectos a la medicina tradicional.

*Se necesita una comprensión global*

Todos los sistemas que carecen de una comprensión global del hombre —y no sólo del hombre físico sino también del hombre como ser espiritual— están condenados al fracaso. Las limitaciones durarán el mismo tiempo que la comprensión parcial. Efectos secundarios negativos y fracasos terminan solamente cuando aplicamos las leyes perfectas de la naturaleza. Sólo cuando existe la completa seguridad de que una medicina sirva realmente, se debería llamar «verdadera» y «correcta».

Tan pronto como el hombre conoce y aplica las leyes de la salud y su fuerza curativa, las complicaciones y enfermedades suelen desaparecer. Las formas de las enfermedades se distinguen, como las hojas de un árbol; pero todas son hojas del mismo árbol. No necesitamos conocer todas las leyes de curación y de salud perfecta; sólo debemos saber cómo aplicar estas leyes y nuestro creador hará lo demás.

La sencillez, integridad y eficiencia de los métodos curativos naturistas que se están difundiendo poco a poco fascinan. Muchas veces es difícil para alguien de «sentido común» reconocer que estos métodos funcionen realmente, sin importar si uno los entiende o no, pero lo esencial es que así sea.

Aunque este conocimiento de curar con la ayuda de la naturaleza parezca nuevo y revolucionario, en realidad ha existido desde hace mucho y sólo se necesitaban personas competentes para traerlo a la luz nuevamente. No se trata de intentar traer algo nuevo al mundo, sino de despertar de nuevo a la vida lo que vale en todos los tiempos y permitir a estas leyes sencillas actuar a nuestro favor.

Puede que los principios de la cura de savia y limón sean contrarios a todo lo que hemos creído y aprendido. Pero esto no impide que actúen y sean ciertos. Antes de tratar de negar estos hechos, usted puede probar la cura, tal como se ha descrito, hasta obtener la prueba y saber por experiencia propia si sirve o no.

Stanlcy Burroughs tiene siempre por finalidad que el cuerpo se cure por sí mismo, porque según él «la capacidad del organismo humano de curarse a sí mismo es ilimitada». Sólo necesitamos darle al cuerpo la oportunidad de hacerlo; la cura de savia y limón junto con «vitaflex», la terapia de colores y otros tratamientos naturales, proporcionan esta oportunidad.

# 8

# REFLEXIONES SOBRE LAS EPIDEMIAS Y LOS VIRUS

*¿De dónde vienen las epidemias?*

Stanley Burroughs se pregunta de dónde vienen las epidemias. Su explicación es sumamente reveladora.

Desde tiempos inmemoriales han surgido diferentes epidemias. La razón de esto es aún poco conocida. Antaño se creyó en un acto del diablo o un castigo de Dios. Hoy en día se cree que se trata de enfermedades contagiosas propagadas por agentes patógenos. Esta creencia ha venido a ser un monstruo dentro de la medicina.

Siempre se han encontrado drogas, venenos y antibióticos nuevos para destruir lo que se ha tenido como causa de la enfermedad. Pero a pesar de investigaciones masivas la humanidad sigue sufriendo de estas enfermedades.

Enfermedad, vejez y muerte prematura, según Stanley Burroughs, son el resultado de toxinas acumuladas, coágulos de sangre en diferentes partes del cuerpo y como consecuencia un sistema inmunológico debilitado. Estas toxinas se cristalizan y se depositan en las articulaciones, en los músculos y en las innumerables células del cuerpo.

La medicina ortodoxa supone que nuestro cuerpo está sano hasta que agentes patógenos o virus vienen a atacarlo. Pero en realidad la materia que constituye las células y los órganos no está sana y es por esto que las enfermedades pueden atacar. Diferentes puntos del cuerpo son lugares de depósito para productos de desecho inutilizables. Muchas veces aparecen en los ganglios linfáticos, o en el hígado, el páncreas, el estómago, los intestinos y el corazón, estorbando la función de estos órganos.

Estos tumores aparecen en forma de hongos. Su crecimiento y propagación depende de la cantidad de desechos inutilizables que haya en el cuerpo. Si el deterioro prosigue, los tumores crecen y controlan la situación. Los hongos absorben las toxinas y tratan de eliminar los desechos de los órganos. Esto forma parte de un plan natural para liberar al cuerpo de enfermedades. Cuando dejemos de alimentar a estos hongos y empecemos a depurar nuestro sistema, impedimos su crecimiento y propagación; el cuerpo los disuelve y los expulsa, porque ellos no se alimentan de tejido sano.

Existe una serie simple de leyes que lo explican. La naturaleza no produce nunca nada que no precise y no guarda jamás nada que no deba utilizar. Todas las materias inutilizables o los desechos son disueltos por bacterias bajo una forma de nuevo utilizable, o eliminadas del cuerpo. Todas las células débiles y deficientes por culpa de una mala alimentación son igualmente descompuestas y eliminadas.

Pasamos una gran parte de nuestras vidas creando enfermedades y el tiempo restante lo pasamos deshaciéndonos de ellas o muriéndonos en el proceso. La mala comprensión de estas «verdades» conduce a las naciones civilizadas a buscar una «cura» mágica en toda suerte de hechizos, remedios de brujería y en innumerables venenos y drogas repulsivas. Generalmente son peores que ineficaces, porque no pueden en absoluto eliminar la causa de las enfermedades. Sólo pueden añadir la miseria al sufrimiento y acortar un poco más la vida. Ciertos artículos de periódicos y libros demuestran que numerosas nuevas enfermedades y nuevos trastornos se desarrollan con los métodos ortodoxos y clínicos. Mientras más buscamos medicamentos maravillosos, más nos enredamos en la diversidad compleja de tipos de enfermedad. Pero desde siempre la comprensión y una respuesta sencilla han sido el mejor camino para eliminar la enfermedad. Si aprendemos a tomar los alimentos correctos y evitamos los que son tóxicos podemos desintoxicarnos, edificar un cuerpo sano y liberarnos de una vez de gran parte de las enfermedades.

Hasta aquí está resumida la teoría de Stanley Burroughs. Como la cura de savia y zumo de limón es para él sobre todo una parte —aunque la parte esencial— de un triple método curativo, daremos a continuación una breve síntesis de éste.

# 9

# VITAFLEX Y LA CROMOTERAPIA

La cura de savia y limón, el masaje vitaflex y la cromoterapia son para Stanley Burroughs tres métodos de curación que se refuerzan y complementan. Aunque cada uno da buenos resultados si se usa solo, la combinación tiene la ventaja de acelerar la curación. Los tres sistemas son descritos en detalle en su libro *Curación para una nueva era.* Aquí damos sólo una breve síntesis de las otras dos partes del método de curación de Stanley.

## *Vitaflex*

Vitaflex es una forma de masaje que se aplica a especiales puntos reflejos en la cabeza, las manos, los pies y también en los hombros, los brazos y las piernas. Los puntos reflejos no son solamente presionados, como por ejemplo en la digitopuntura, sino que se les aplica un masaje profundo, un movimiento circular con la punta de los dedos. Los reflejos resultantes deshacen crispaciones y tensiones y estimulan la función de los órganos correspondientes. .El principio básico en esto es que nunca se da masaje directo al órgano enfermo, sino siempre a los puntos reflejos que le corresponden. Si existe, por ejemplo, un dolor en la rodilla izquierda, no se da masaje en ésta, sino en el codo derecho y en la rodilla derecha, para mandar de esa manera los reflejos correspondientes a la rodilla izquierda. Cada órgano tiene sus puntos reflejos. Yo mismo sufrí una vez de un dolor de cabeza cuando estaba de visita con Stanley. El aplicó presión en tres puntos —en las sienes, en el codo y en la muñeca— y el dolor desapareció. Desde entonces sé que este método funciona...

Vitaflex es un tipo sencillo de masaje de reflexología que cualquiera puede aprender. Sólo se necesita ejercer de manera correcta la presión con los dedos y conocer los puntos exactos donde se localizan los reflejos.

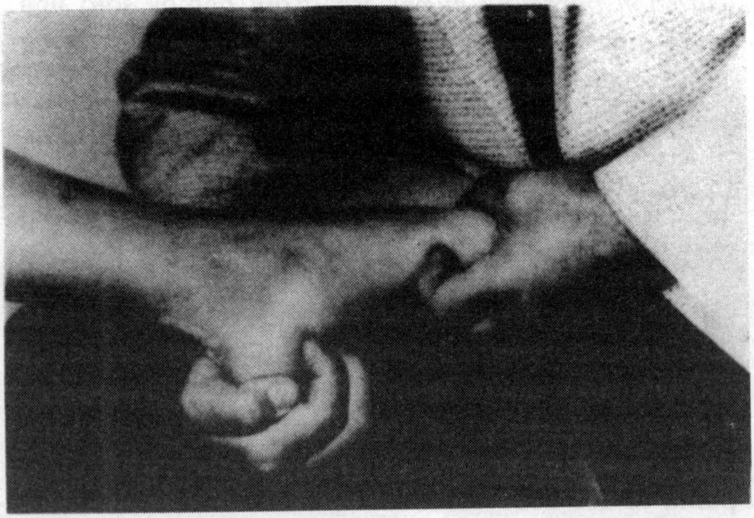

*La terapia de colores o cromoterapia*

En la terapia de colores de Stanley Burroughs las partes enfermas del cuerpo son irradiadas por un tiempo prolongado con ciertos colores. Cada color tiene un efecto particular y para cada caso los colores son combinados de acuerdo a la enfermedad. Los colores estimulan también el poder autocurativo del cuerpo. Stanley Burroughs obtuvo grandes éxitos con este método, sobre todo en problemas de la piel, abscesos, úlceras y enfermedades cancerosas.

También la terapia de colores es explicada en detalle en el libro de Stanley Burroughs, de manera que uno puede aprenderla por sí mismo.[1] Nosotros nos limitamos, por esta razón, en este tratado, a unas pocas referencias.

Para nosotros sólo es importante saber que estos y otros métodos complementarios existen y que complementan a la cura de savia y limón e incrementan su efecto.

Naturalmente, cada médico naturista o profesional de la salud aplicará junto con la cura los métodos que a base de sus propias experiencias más le han convencido.

---

1. Las ideas básicas de la Cromoterapia están descritas en el libro *Manual del Cromoespecialista*, Adras, publicado por Edic. Obelisco.

# 10

# UNA ENCUESTA

Actualmente se están haciendo diversas investigaciones científicas sobre los efectos de la cura de savia y zumo de limón. La pequeña estadística que sigue proviene de un grupo de doscientas cincuenta personas que han hecho la cura.

Cuando la cura se ha hecho durante diez días, la pérdida de peso es de un promedio de 5,14 kilos con el 45% de personas que perdieron aún más; o sea que el 23% bajó más de 6 kilos, el 15% más de 7 kilos y el 7% más de 8 kilos. Se preguntó a las personas cuánto peso habían perdido y las respuestas fueron las siguientes:

| *Duración de la cura en días* | *Número de personas* | *Pérdida de peso por persona (en kg)* |
|---|---|---|
| 1-5 | 17 | 2,76 |
| 6-9 | 72 | 4,36 |
| 10 | 108 | 5,14 |
| 11-20 | 44 | 6,27 |
| 21-60 | 9 | 11,11 |

De estas doscientas cincuenta personas, ciento ocho hicieron la cura por diez días, como se recomienda en las instrucciones; ochenta y nueve personas la hicieron por menos tiempo y cincuenta y tres por más tiempo.

En el 80% de los casos la sensación de hambre desapareció después del primer o segundo día; en el caso de las personas que ya habían hecho la cura una o más veces anteriormente, el hambre desapareció bastante más rápidamente, ya que el cuerpo se adapta cada vez con más facilidad a la alimentación a base de sus propios depósitos; tan pronto como no le llegue el alimento, el hambre desaparece. Renunciar de vez en cuando a una comida no constituye ningún problema para un organismo con experiencia en la cura de savia y limón.

Una purga intestinal suprime también la sensación de hambre.

| *Pérdida de peso en kg* | *Número de personas en %* |
|---|---|
| 2 | — |
| 3 | 10% |
| 4 | 20% |
| 5 | 25% |
| 6 | 23% |
| 7 | 15% |
| 8 | 7% |

Hay que tener en cuenta que un 18% no siguieron las indicaciones al pie de la letra y tomaron durante la cura, entre otras cosas, también comida sólida: ¡de otra manera el promedio de pérdida de peso sería aún mayor!

*Curas más largas y curas más cortas*

Más del 20% de la gente hizo la cura por más de diez días, en un caso extremo hasta sesenta y un días. La señora que perseveró por sesenta y un días se expresó de manera muy positiva, lo cual demuestra el carácter inofensivo de este tratamiento, aun por tiempo prolongado. De todos modos, recomendamos la supervisión de un médico si alguien quiere hacer la cura por más de dos semanas o padece de enfermedades serias.

También las personas que hicieron la cura por menos de diez días obtuvieron resultados positivos, pero un efecto duradero se puede esperar sólo a partir de seis-siete días. La pérdida de peso del grupo que hizo la cura de seis a nueve días estaba solamente un poco por debajo de la del grupo de diez días.

*El 90% quedó entusiasmado*

Ciento setenta y cuatro personas dieron a la cura la mejor evaluación posible de «muy bien», cuarenta y nueve personas la tenían por «bien». Estas cifras muestran que el 88% quedó totalmente satisfecho —un resultado que no obtienen muchas curas.

La absoluta mayoría quiere seguirlo de nuevo, entre otras cosas *por el bienestar* experimentado durante el tratamiento.

*Pregunta: ¿Cómo considera usted la cura?*

| | |
|---|---|
| muy bien | 69,6% |
| bien | 19,6% |
| regular | 4,0% |
| miserable | 2,0% |
| sin contestación | 2,4% |

Más del 80% de las personas no se alegraron solamente por la pérdida de peso sino que mencionaron otros cambios positivos. Muchos informan que su piel embelleció, que su capacidad de rendimiento aumentó y que su estado de ánimo mejoró. También se mencionaron cabello más hermoso, mejor sueño, mejor circulación, uñas más bellas y menos dolencias crónicas. Muchos lamentaron que la cura no sea más conocida y casi todos la quieren repetir en otra ocasión.

*Problemas con la cura*

Aproximadamente la mitad de las personas no tuvieron ningún problema y la mayoría de las otras tuvieron solamente dificultades menores que están en relación directa con la purificación interna del organismo. El 15% menciona ligeros dolores de cabeza al principio, el 12% fatiga ligera o temporal, aproximadamente el 11% debilidad ligera, y aproximadamente el 6% hambre o deseos de comer golosinas. Otros problemas aparecieron sólo en casos individuales y se limitaron esencialmente a dolores en diferentes partes del cuerpo —una disminución de agudeza visual durante los primeros días; sensación de frío al no «quemar» alimentos—. Así que la inmensa mayoría de los que hicieron la cura la respaldan totalmente. Más del 80% de personas notaron cambios positivos durante y después de la cura. Además de la pérdida de peso se menciona sobre todo un mayor bienestar general, lo que se puede traducir como resultado de la depuración interior que se llevó a cabo.

Al bajar la tensión arterial durante la cura, personas que la tienen baja deberían activar la circulación mediante breve gimnasia, estiramientos, agua fría después de una ducha caliente, masaje con un cepillo para la piel, algunos ejercicios de yoga o un vaso de té.

Muy saludables durante la cura resultan las caminatas al aire libre —pueden caminar sin problema diez kilómetros cuando están en forma y se sienten inclinados a hacerlo—. Muchas personas viven el contacto con la naturaleza ahora con más intensidad y están más abiertos a su belleza y sus secretos.

## 11

## EXPERIENCIAS PRACTICAS

A continuación presentamos algunas experiencias que se han obtenido con la cura de savia y zumo de limón en un centro de nutrición. También daremos respuesta a algunas preguntas que se nos han planteado frecuentemente, y algunos consejos y recetas para los días después de la cura.

### *El transcurso normal de la cura de savia y zumo de limón*

Para obtener el mayor beneficio de la cura de savia y zumo de limón se necesita, según los expertos, observar las instrucciones al pie de la letra. La ingestión suficiente de líquidos (total tres litros o más) y la buena digestión son especialmente importantes. Cualquier error redundará en una sensación de malestar general y la retención de peso.

Normalmente el curso de la cura es el siguiente:

1-2 día Bienestar general, posiblemente ligera sensación de hambre. El 50% padece ligeros dolores de cabeza o mareo, que no duran más de un día. A veces ligera sensación de frío.

3-5 día En la mayoría de casos, bienestar general; en personas sanas ninguna molestia. En personas con debilidades o enfermedades los síntomas se agravan de poco a mucho y pueden causar molestias por un día o dos como máximo; después desaparecen y no vuelven a aparecer. Cuanto más grave sea el trastorno, más fuertes serán las molestias. A medida que las molestias desaparecen, se presenta una mejoría general notable.

6-10 día Gran bienestar general, raras veces sensación de hambre, solamente en algunos casos persisten ligeras molestias, plena capacidad de rendimiento, incremento del estado general de salud.

La mayoría de personas se sorprende de lo bien que les va durante y sobre todo después de la cura. La capacidad de rendimiento aumenta notablemente, sobre todo en la segunda parte de la cura. La mayoría de la gente puede sin problemas desempeñar su profesión o su trabajo diario normal. Muchos notaron que su estado de ánimo mejoraba y que su dinamismo y vitalidad aumentaban hacia el final.

Muchas veces otro efecto secundario es que analgésicos, barbitúricos, laxantes y otros medicamentos que se habían tomado regularmente pueden ser totalmente o casi suprimidos.

### *Error n.º 1: evacuación insuficiente*

La evacuación deficiente constituye, junto con la falta de líquidos, el error principal en la ejecución de la cura de savia y limón. Hasta donde sea posible, se debería renunciar a laxantes, preparados vitamínicos y otros medicamentos durante la cura. La evacuación es uno de los puntos más importantes de la cura, pero hay que usar estimulantes naturales, como sal marina, sales de epson o infusión laxante y no medicamentos químicos.

Si la evacuación es buena, la digestión no es un problema. Aun en casos de fuerte estreñimiento hay que procurar una suficiente evacuación para limpiar todo el intestino. Esta cura es de ayuda para personas que sufren de estreñimiento, porque después de la depuración el intestino se regenera muy bien.

### *Error n.º 2: insuficiente ingestión de líquidos*

Muchos problemas surgen porque el cuerpo no recibe la cantidad suficiente de líquidos. Durante la cura de savia y limón se deberían tomar por lo menos 3 litros de líquidos al día. De esta manera se garantiza que los riñones no tengan que trabajar demasiado a causa de la concentración alta de toxinas en la circulación de la sangre. Una mayor secreción de orina es deseable por algunos días, para limpiar los riñones y el aparato urinario.

*Error n.º 3: impaciencia*

Si durante la cura aparecen síntomas o reacciones que usted no esperó, no la interrumpa simplemente. ¡Consulte a un profesional de la salud con experiencia! Con su ayuda tendrá éxito. Casi todas las personas que tenían una experiencia negativa con la cura la interrumpieron antes del tiempo, de manera que el cuerpo no pudo purificarse bien. Si la cura se hace correctamente, hay muy pocos fracasos.

*Otras experiencias*

Como las otras reacciones, también la sensación de hambre aparece normalmente sólo en los primeros días. Al terminar la cura no es el hambre lo que causa el deseo de comer de nuevo, sino más bien el deseo de tener algo sólido entre los dientes. Y casi a todos les gusta la bebida de zumo de limón y sirope de savia.

En la mayoría de personas la pérdida de peso es gradual, pero a veces se detiene en el día en que aparecen molestias (si las hay) o un día después.

La saburra de la lengua es al principio blanca y se vuelve amarilla después de algunos días. La experiencia muestra que aumenta por cuatro o cinco días y disminuye después lentamente. Como la lengua no se vuelve limpia y blanca hasta no haber terminado el proceso de purificación, sirve de medida para la desintoxicación.

Frecuentemente diez días son suficientes para la purificación del cuerpo, pero también hay mucha gente que necesita más tiempo. Si después de la cura la lengua está todavía cubierta de una capa blanca o amarilla, conviene repetir el tratamiento después de algún tiempo. En esta ocasión la saburra desaparece normalmente más rápidamente porque el cuerpo ya se había purificado hasta cierto grado.

Sólo raramente aparecen problemas circulatorios, pero personas que tienen la presión muy baja necesitan a veces ayuda en los primeros días, como previamente ya mencionamos. En hipertensos la presión baja desde los primeros días y sigue siendo normal después de la cura. Por lo general, la circulación se normaliza en los primeros días.

## *Preguntas que se plantean frecuentemente*

### *¿Cuántas calorías tiene el sirope de savia?*

El contenido energético del sirope de savia es de 269 kcal por 100 g.

### *¿Cuántas veces al año se puede repetir la cura?*

Se recomienda hacer la cura con regularidad dos veces al año, pero se puede hacer tres o cuatro veces sin ningún daño. Si la cura se hace con frecuencia, se recomienda no hacerla más larga de diez días.

*¿Puede uno conservar los efectos de la cura observando un día de zumo de limón con sirope de savia cada mes?*

Al cuerpo le hace bien pasar a veces un día sin comida sólida, pero para lograr algún efecto de purificación un día es demasiado poco. Tampoco ayuda mucho para mantener el peso —una alimentación sensata tiene un papel más importante—. Minicuras de tres o cuatro días sirven un poco más, pero también con ellas se interrumpe un proceso que apenas se ha iniciado. Así que hace bien en dar al cuerpo de vez en cuando unos días de vacaciones, pero esto no puede sustituir a una cura completa.

*¿El peso aumenta de nuevo inmediatamente después de la cura?*

Un aumento de peso de 1 kg es normal después de la cura, aun si la alimentación es correcta. Pero si se come con moderación, el peso se mantiene en la mayoría de los casos. En esto los productos reconstituyentes a base de polen pueden ayudar mucho, porque abastecen al cuerpo de todos los oligoelementos y ayudan de esta manera a mantener el deseo de comer dentro de los límites normales.

*¿Cómo debería uno alimentarse después de la cura?*

Después de la cura y los tres días de transición se recomienda cambiar a una alimentación integral. Hay muchas variantes de ésta, pero básicamente se trata de evitar alimentos desnaturalizados y refinados, como harina blanca y azúcar blanco y dar la preferencia a alimentos integrales, como cereales, pan integral, ensaladas y verduras crudas o cocidas al vapor. No es absolutamente necesario seguir una alimentación estrictamente vegetariana, pero la reducción del consumo de carne es siempre ventajosa. No se juegue frívolamente lo ganado. Lo más importante es la moderación; use su sentido común —igual que en otras áreas, el extremismo y el fanatismo están fuera de lugar.

*¿Puede hacerse la cura teniendo úlceras?*

Originalmente la cura de savia y limón se concibió especialmente para úlceras. Pero como éstas pueden tener diferentes causas, recomendamos, igual que para otras enfermedades serias, hacer la cura bajo la supervisión de un médico o un práctico de salud con experiencia.

*¿Pueden también niños hacer la cura de savia y limón?*

Claro que esta cura es también apropiada para niños a partir de doce años, pero en el caso normal no se recomiendan curas más largas de dos o tres semanas. Es importante también que un niño efectúe la cura por voluntad propia y con plena comprensión de cómo funciona el organismo durante la cura.

# 12

# EXPERIENCIAS PERSONALES

A continuación damos a conocer algunas reacciones espontáneas de personas que hicieron la cura. Hemos seleccionado testimonios típicos que se repiten en diferentes versiones.

## *Mi ginecólogo quedó asombrado*

«Quisiera expresar mi alegría sobre esta cura extraordinaria de savia y limón. Decidí hacer la cura porque sufría de diferentes molestias, de calambres en el estómago y en los intestinos y de problemas en la espalda. Estoy entusiasmada. Durante los diez días no me sentí cansada, no sufrí de depresiones ni de dolores de cabeza o mareos como en ayunos anteriores. Sentí cómo la energía se liberaba y que sanaba realmente. Trabajé profesionalmente todos los días a tiempo completo. Estaba alegre y nunca triste —sin que nadie se diera cuenta de que estaba haciendo la cura—. Me sentí muy ligera y ágil (después de dos operaciones en la rodilla había tenido siempre problemas con las articulaciones). El aspecto claro y fresco de mi piel causó admiración. Mi agilidad aumentó mucho y ya no tengo dolor, ¡qué sensación tan fantástica!, y también fue agradable perder algo de estos «michelines» de grasa. No perdí más de cuatro kilos (soy pequeña y peso cincuenta kilos), pero no estaba gorda y ya había puesto atención de comer relativamente bien. También el cambio aparentemente brusco de la comida acostumbrada a la bebida de ayuno no se me hizo difícil. También es cierto que antojos de golosinas desaparecen. Siempre dormí muy bien y me acosté más temprano que antes.

Una dificultad apareció en el quinto o sexto día: no pude evacuar más que líquidos. ¿Estreñimiento a pesar de haber seguido las instrucciones con exactitud? Mezclando un poco de cáscara de limón y un poco de pulpa obtuve después de casi dos días un resultado minúsculo. En este tiempo la piel de la cara mostró algunas impurezas, que desaparecieron después. Claro que con el cambio de alimentación también el ser interior cambia de polaridad. El resultado es sorprendente. ¡A cuánta gente me gustaría recomendar esta cura!

Yo, ciertamente, repetiré esta depuración. Actualmente estoy haciendo la transición a la «comida normal», siguiendo las recomendaciones que se dan. Anticipo con gusto tener después de diez días algo masticable entre los dientes. ¡Ahora mi salud está tan bien que siento que puedo arrancar árboles! Quiero aún mencionar que tenía durante la cura una cita con el ginecólogo y que éste se quedó asombrado de lo bien que me veía. La presión fue ideal (lo que jamás había sido), el cuadro hemático estaba totalmente en orden (ya no mostró anemia). Aunque como médico él no estaba totalmente convencido de la cura, me aconsejó seguirla porque me sentía tan bien. Su asistente se interesó de inmediato en la cura.

Ahora voy a seguir el programa de reconstitución con polen —¿por qué no supe antes de esto?—. Espero y pido que con eso también mi fiebre del heno, que es una alergia muy molesta, desaparezca.»

*E. H., 10 días de cura*

*La cura de savia y limón es simplemente fantástica*

«Durante años traté de liberarme de quince libras (aprox. 7 kilos) de grasa superflua, en vano. Mas con esta cura perdí en poco tiempo diecisiete libras. En los primeros cuatro días reduje mi exceso de peso en cuatro libras, o sea del 9% al 3,5% de mi peso. En los siguientes cuatro días me deshice de otras ocho libras de grasa engorrosa. Ahora estoy sólo un 2% por encima de mi peso normal y me acerco con gusto y alegría a mi peso ideal.

Yo no tuve ningún problema. Me sentí por el contrario mejor y con mayor capacidad de rendimiento. En los primeros cuatro días recorrí con mi mujer a pie más de cien kilómetros. Lo sorprendente era que en la noche no estaba cansado (como antes después de tales excursiones) sino que me sentí igual de despierto y ágil que por la mañana al salir. No sentí hambre. Estoy sencillamente entusiasmado —antes de empezar la cura estaba muy escéptico, pero ahora la recomiendo a todo el mundo—. ¡Hay que probar por sí mismo, sin tener prejuicios! También mi estado de salud general ha mejorado mucho y me he vuelto un hombre equilibrado. Además, la cura tenía para mí un efecto secundario valioso. Agudizó mi conciencia en lo que se refiere a la alimentación y me motivó a cambiarla. Ahora tomo más productos naturales y menos carne y salchichas y también menos cigarrillos y cerveza. Siento que mi cuerpo se ha desintoxicado y purificado y no quiero envenenarlo de nuevo.»

*E.V, 45 años, Munich*

*Estoy muy contento*

«Hace aproximadamente año y medio que encontré su librito *La cura de savia y zumo de limón*. Estoy entusiasmada de esta cura y repito este tratamiento de desintoxicación cada seis meses. Varios amigos y amigas quedaron también muy contentos.»

*E.H., Zurich*

*Yo pude mantener el peso después*

«Perdí cinco kilos. Hacia el fin de la cura tenía algunos antojos culinarios pero pude mantener el peso después de la cura.»

*Señor J.K., 56 años, 10 días.*

*Mi cabello y mi piel nunca habían sido tan bellos*

«Me sentí generalmente muy bien... ¡Normalmente estoy pálida, pero durante la cura tenía las mejillas sonrosadas a pesar de que estaba perdiendo peso, y mi cabello y mi piel nunca habían sido tan bellos! Perdí siete kilos, aunque no seguía las instrucciones muy estrictamente.»

*Señora A., 29 años, 10 días.*

*¡Bravo, ya no tengo ningún dolor reumático!*

«Desde mucho atrás me trataba de dolores reumáticos que me daban fuertes jaquecas. Gracias a esta cura ya no tengo dolor de cabeza. He perdido peso y me siento estupendamente. ¡Es una lástima que no sea más conocida!»

*A.C. 40 años, Marsella*

*Cura ideal contra el colesterol*

«Antes de la cura tenía el 4,2 de colesterol, ahora diez días después, mi colesterol era de 1,7. Es fabuloso y encima perdí casi siete kilos de peso.»

*Enrique B, 52 años, Madrid.*

*Yo iba a diario al gimnasio*

Estoy totalmente entusiasmado y me siento muy bien. Los dolores que había tenido en el bajo vientre desaparecieron. Durante toda la cura iba a diario al gimnasio e hice también mi trabajo normal. Me sentí tal vez un poco más cansado, pero pude dormir mejor.»

*Señor G, 39 años, 11 días.*

*¡Perdí 10 kilos en 10 días!*

Soy pensionista, bastante gordo, e hice la cura durante diez días con ocho vasos al día. ¡Perdí diez kilos en diez días! Para mí, esto es un éxito increíble. Una cura que puedo recomendar a todo el mundo.»

*Señor S, 67 años, 10 días.*

*Es increíble todo lo que se puede hacer cuando se suprime la comida*

«Observé la vida y el cuerpo humano desde otro punto de vista. Mi sensibilidad y mi receptividad aumentaron mucho y espiritualmente es una ayuda casi imprescindible. La respiración, el movimiento, las sensaciones y las partes del cuerpo pueden apreciarse a veces como una cosa única. Para mí la cura fue muy satisfactoria y seguramente la haré pronto de nuevo.»

*Señor I, 29 años, 10 días.*

*Mi úlcera de estómago, ya no sé lo qué es*

Llevaba seis años tratándome una úlcera de estómago que me hacía sufrir mucho. Después de esta cura, ya no sé lo qué es esto. Me siento en plena forma. Muchas gracias por habérmela hecho descubrir; hablaré de ella a mis amigos.»

*S.B., 32 años, Barcelona.*

## 13

# EL SEMIAYUNO

Este tratamiento de desintoxicación que proponemos, es más suave que la cura completa, pues le permite al organismo ir depurándose un poco más lentamente; por lo tanto, para asegurar un buen efecto depurativo debería hacerse durante un período más prolongado que la cura completa de savia y limón, y tomando en cuenta que el semiayuno naturalmente no puede conseguir los mismos niveles de desintoxicación profundos de la cura completa.

Cada noche, mientras dormimos, ayunamos, o sea que no ingerimos alimentos y dejamos que el organismo se ocupe de sí mismo, que se regenere, purifique y recupere sus energías gastadas —en gran parte en la digestión y asimilación de la comida.

Con el desayuno rompemos este proceso de recuperación y autolimpieza del ayuno nocturno.

El propósito de este semiayuno es el de prolongar este período de ayuno nocturno, sustituyendo el desayuno y/o la cena por dos o tres vasos de sirope de savia, limón y agua y así ofrecer al organismo mayor tiempo para su regeneración. Para que el tratamiento sea más eficaz, convendría en lo posible suprimir los alimentos —que por su contenido en toxinas retrasarían la acción depurativa—, siguientes:

sal, embutidos
carnes rojas (cerdo, ternera, buey, etcétera)
fritos: patatas fritas, huevos (en general todo lo que se puede freír)
pan blanco, harinas refinadas, etcétera
lácteos, quesos, yogures, etcétera
café, alcohol, bebidas carbónicas, etcétera

Este semiayuno se recomienda también como preparación para personas cuyo organismo esté muy intoxicado y quieran llevar a cabo una cura completa; para quienes no se sientan dispuestos o preparados para hacer «la cura», pero tienen necesidad de depurar su cuerpo.

Muchas personas continúan una o más semanas con el semiayuno después de los diez días de la cura, porque todavía no se ha acabado por completo el proceso de desintoxicación, porque necesitan adelgazar más, o simplemente porque quieren contrarrestar una posible ansiedad de comer demasiado después de la cura de savia y limón, ya que ahora les está permitido otra vez comer.

Durante la cura el estómago ha reducido su tamaño y necesita y pide poca comida; nunca es el hambre después de la cura lo que nos hace comer más de lo necesario, sino en muchos casos las ganas de golosinas, de celebrar el éxito de la cura y la pérdido de peso comiendo otra vez mal y demasiado.

Las consecuencias de la falta de moderación en las dos semanas siguientes de la cura pueden ser turbulencias bastante desagradables, como cefaleas, calambres, flatulencias, una gran fatiga y la vuelta de algunos kilos perdidos.

El semiayuno durante una o más semanas ofrece aquí un método óptimo para evitar estos efectos: ir introduciendo suavemente métodos de una alimentación más sana y equilibrada y en muchos casos para volver a aprender a escuchar la sabiduría innata de nuestro cuerpo —comer cuando él nos lo pide, dejar de comer cuando se siente saciado, no cuando esté «lleno», y sobre todo comer lo que nos hace sentir bien.

Un propósito importante tanto de la cura completa como del semiayuno consiste en volver a hacer más consciente a la gente en cuanto a una alimentación más sana, sus verdaderas necesidades, sus múltiples errores cometidos en el pasado, y los efectos que tienen los alimentos sobre nuestra salud y nuestro equilibrio mental y emocional.

## 14

## COMENTARIOS Y REFLEXIONES DE PROFESIONALES

Tras varios años utilizando el Sirope de Savia como elemento indispensable para la depuración en la mayoría de los pacientes, siempre antes de realizar un posterior tratamiento, los resultados son absoluta e indiscutiblemente extraordinarios, manifestando éstos una reacción en los mismos mucho más eficaz que en los casos en los que no se ha incorporado el Sirope de Savia como elemento depurativo.

Por otra parte, cabría destacar los importantes resultados obtenidos en patologías muy determinadas, como quistes y tumores que desaparecieron con prolongados tratamientos con la cura de savia y limón combinada con otras terapias.

*José Ramón Llorente*
Médico naturópata, Valencia

Desde mi punto de vista, como profesional de la estética, no considero «La cura de savia y limón» simplemente como un tratamiento adelgazante. Aunque su eficacia como tal está probada en los casos de sobrepeso más habituales, considero que esta cura es sobre todo un excelente procedimiento de desintoxicación altamente beneficioso.

Hace miles de años que las más avanzadas civilizaciones incluían en sus esquemas y hábitos culturales la práctica habitual y periódica del ayuno, bien como prescripción religiosa o como método de trascendencia filosófico-espiritual. Por ello no es ninguna moda esnob el incorporarlo a nuestra actual forma de vida mucho más sometida a la ingesta y acumulación de toxinas tanto exógenas como endógenas.

Su práctica con la ayuda del sirope de savia y el limón natural es especialmente atractiva y recomendable porque suprime el traumatismo de la ansiedad provocada por el apetito insatisfecho, mejora de forma evidente el equilibrio psicosomático y mantiene la aportación imprescindible de oligoelementos y vitaminas que el organismo humano precisa para su correcto funcionamiento.

Personalmente lo he practicado y además de perder 6 kilos, reduje notoriamente los volúmenes inadecuados de mi cuerpo y sorprendentemente mi estado físico y de ánimo mejoró tanto que durante el período de ayuno trabajé más y mejor que antes de iniciarlo. También he podido constatar que si se apoya la cura con un tratamiento de masajes específicos se acentúa el drenaje y se mejoran mucho los resultados.

*Pilar Mozas*
Centro de Estética y Medicinas
alternativas, Barcelona

Caso de psoriasis desde la edad de doce años en piernas, rodillas, brazos y codos, también en el cuero cabelludo, depresión y estrés.

Cura de savia y limón de diez días: del tercero al quinto día la psoriasis estaba peor, a partir del quinto día mejora y a los diez días quedaba muy poca psoriasis.

Con una dieta natural, a los dos meses estaba bien curada con ganas de hacer proyectos, alegre y dinámica.

*M.C.D.*
Naturópata, San Feliu de Llobregat

Me costó un poco decidirme a hacer la cura yo misma porque mi peso era de 42 kg, adelgacé 4 kg en los quince días de cura. Quince días después de la cura había recuperado los 4 kilos, durante el año siguiente había engordado 3 kg más.

Mi aparato digestivo funciona mucho mejor, pues también las migrañas han desaparecido.

Durante la cura trabajaba duro en mi profesión, compraba, cocinaba para mi familia y hacía todo el trabajo de casa. Las personas que me conocían se asombraban de mi buen aspecto.

A una de mis pacientes le decía que su hígado estaba inflamado y muy intoxicado, y ella me contestó: «Mi hígado está bien, no me duele». Quiso hacer la cura para adelgazar; al segundo día me llamó diciendo que se sentía muy mal con vómitos de bilis; cuando terminó la cura de diez días y siguió el tratamiento natural que le prescribí se encontraba muy bien, con el hígado curado.

La cura de savia y limón expulsa la enfermedad

fuera, pero en el momento de la expulsión produce molestias.

*Ana V. E.*
Terapeuta de
Terapias Alternativas Naturales, Barcelona

Personalmente he mandado tomar exclusivamente en ayunas: 2 limones, 2 cucharadas soperas de sirope de savia y 1/4 de litro de agua templada e imantada a unos cien pacientes durante tres meses (siguiendo yo el mismo tratamiento) sin quitarles nada más de comida, sólo recomendándoles una alimentación más rica en fruta y verdura y menos grasas animales.

Al cabo de tres meses, yo y el 80% de mis pacientes habíamos reducido nuestro peso de 5 kilos y más —un resultado extraordinario, sin haber pasado ningún hambre ni otro malestar.

Todavía me queda por explorar personalmente los efectos de la «cura completa», pero el sirope de savia se encontrará siempre en mi casa.

*Doctor Manuel Fernández Díez*
Médico naturópata Clínica de
tratamiento naturales, Arganza (León)

El Sirope de Savia es uno de los mejores productos totalmente naturales y que siendo un alimento completo a su vez es un poderoso depurativo de las toxinas del organismo.

Este preparado combinado alimenticio es utilizado en casi todos los tratamientos que prescribo.

*Néstor Rodrigo Sánchez*
Naturópata, Tudela.

Comentarios de clientes del Centro Dietético Hierbabuena sobre el sirope de savia:

Este producto es un adelgazante excelente, porque durante la cura

no siento hambre

no siento fatiga

antes tenía insomnio y durante la cura no

todos los dolores de las articulaciones me han desaparecido

es muy depurativo y desintoxicante

pesaba 100 y bajé 10 kg

el producto es muy bueno y rico de sabor

*Rosa-Abel*
Centro Dietético Hierbabuena
Santa Cruz de la Palma (Tenerife)

Mi experiencia en el deporte en general y en el Tae-kwondo en particular, me ha llevado a la utilización del sirope de savia satisfactoriamente para: entrenos prolongados (pesas, ciclismo, Tae-kwondo) y competiciones de Tae-kwondo (varios combates en un día) consiguiendo un pleno aporte energético sin los inconvenientes de digerir alimentos tradicionales; control del peso sustituyendo una o varias comidas por algunos vasos de sirope de savia, limón y agua..

*Javier Sánchez*
entrenador de Tae-kwondo
El Prat (Barcelona)

Mi interés por el extracto de la savia del arce se remonta a la década de los setenta. En aquella época investigaba, junto con otros terapeutas, médicos macrobióticos y naturistas, edulcorantes de asimilación no pancreática.

De todos los productos experimentados el que mejor resultado nos aportaba, junto con las maltosas de cereal, era este extraordinario «sirope canadiense».

Hoy en día, tras la aplicación prolongada de la excelente mezcla de los siropes de arce y de palma, aparte de su aplicación como edulcorante, he podido apreciar sus cualidades como depurativo y complemento vitamínico y mineral de un potencial energético excepcional.

Es por este motivo que prescribo el sirope de savia con frecuencia, con resultados exitosos, en casos de anemia y en general en estados depresivos del organismo. También como revitalizante y complemento en la alimentación infantil y juvenil.

Otra de las aplicaciones importantes del sirope de savia, estriba en su capacidad de prevenir enfermedades, asociado a extractos de plantas específicas como la echinacea, o el tomillo. En este punto se podrá conceptuar como importante activador del sistema inmunológico.

En los casos en que por razones de voluntad o rechazo, una persona no es capaz de realizar una dieta depurativa, como la «cura de savia y limón», se consiguen también buenos resultados, que aunque más lentos no por ello son menos efectivos, sustituyendo durante un mes una o dos comidas principales (desayuno-comida-cena) por una o dos tomas de sirope con limón y una pequeña cantidad de cayena o raíz de jengibre.

Por todo lo expuesto, considero el sirope de savia

como un verdadero aliado de todos los amigos de la salud.

*José María Villagrasa*
Naturópata, Barcelona

Como profesional naturópata llevo tratados muchísimos casos con sirope de savia con experiencias positivas muy variadas.

Lo prescribo más como desintoxicante que como adelgazante, pero consigo las dos cosas. En desintoxicaciones es del 99% efectivo, y como pérdida de peso, está entre 1 y 8 kg en tratamientos de diez días de cura o de semiayuno con sirope de savia.

Primer ejemplo: persona de 56 años, oficio albañil, con exceso de peso, que tenía problemas de ahogo y a los diez días de tratamiento había bajado su peso en 8 kg, habiéndole desaparecido todo el problema de ahogo y encontrándose mucho más ágil para su trabajo, y sorprendido por no haber pasado hambre durante el tratamiento.

Segundo ejemplo: persona de 20 años, acude a mi consulta; lleva dos años recibiendo tratamientos por un problema de urología, padeciendo infecciones y fiebre, sin haber resultados positivos. Le empiezo a tratar con una pequeña terapia natural, junto con la cura de savia y limón. En los cuatro a seis días primeros de tratamiento fue eliminando todas las toxinas, creándole todo esto una sintomatología aparentemente adversa, con dolores y molestias generalizados. Fue a partir del octavo día cuando empezó a encontrar una progresiva mejoría. Al llegar al décimo día le prescribo continuar con otro tratamiento de veinte días más y el semiayuno con sirope de savia. El resultado ha sido plenamente satisfactorio, le han desaparecido todo tipo de infecciones y dolores.

También he conseguido muy buenos resultados en el caso de fumadores que querían dejar de fumar. Aparte del importante papel desintoxicante, la cura ayuda psicológicamente en gran medida para desengancharse del tabaco o del alcohol, proporcionando a la persona, sobre todo en la segunda parte de la cura, un nuevo bienestar y libertad hacia los excitantes tóxicos.

*Remedios Domínguez Abril*
Naturópata,
Almacillas, Lleida.

Como pediatra recomiendo el sirope de savia para la alimentación infantil, ya que no existe prácticamente ningún niño al que no le gusten los dulces, y por otro lado no he conocido ningún otro edulcorante que aporte al organismo un nivel tan elevado de vitaminas y minerales —imprescindibles para la salud y el crecimiento infantil— como el sirope de savia.

En el caso de sobrepeso recomiendo sustituir las bebidas, la leche y los dulces que suelen tomar los niños por la mañana, por dos o tres vasos de sirope de savia con limón y agua, preparando una parte en una botellita o termo para llevárselo a la escuela. No he conocido a ningún niño al que no le guste su «limonada de savia».

En el caso de una niña de 2 años que tenía una fuerte alergia contra cualquier dulce —incluso la más pura miel le causaba erupciones de piel—, el sirope de savia fue el único edulcorante cuya ingestión no le causó ninguna molestia.

*P. Sch.* pediatra,
Alemania.

La cura por el ayuno con el sirope de savia y limón, ideada por el profesor naturópata Stanley Burroughs, puede considerarse verdaderamente revolucionaria, sobre todo si lo contemplamos desde una perspectiva auténticamente naturista.

Lo novedoso del método no está en el ayuno en sí, ya conocido desde antiguo, sino en la introducción de este extraordinario producto que es el sirope de savia combinado con el limón.

Los naturistas siempre hemos tenido en gran estima y valoración la cura por el ayuno, considerándolo una depuración y regeneración a nivel intracelular de todo el organismo. Mas para que cumpla este propósito y sea por tanto verdaderamente eficaz, tiene que llevarse a cabo por lo menos durante un período de tiempo no inferior a diez días. En los casi veinticinco años que llevo ejerciendo la naturopatía, no he conseguido que ninguno de mis pacientes lleve a cabo un ayuno más allá de tres días.

Y es que, realmente, no es fácil para una persona no introducida en este tema que esté dispuesta a semejante aventura. Naturalmente que me estoy refiriendo al ayuno absoluto. Porque ayunar en su sentido más estricto, significa la total abstinencia de alimento; y es aquí precisamente donde radica la gran dificultad. Es por esto que no he dudado en afirmar que el ayuno realizado con ayuda del sirope de savia y limón constituye un método revolucionario.

Teniendo en cuenta mi experiencia personal y la de mis pacientes, la cura del ayuno con el sirope de savia y limón puede constituir una aventura muy interesante e incluso placentera.

El hecho de que una persona después de diez, catorce o más días pueda sentirse llena de vitalidad y sin haber dejado sus ocupaciones habituales, demuestra que, verdaderamente, el sirope de savia contiene todos los principios nutrientes. Es precisamente por esto que podemos, ahora, llevar a cabo ayunos muy prolongados sin que ni el cuerpo ni la mente sufran lo más mínimo, obteniéndose así los extraordinarios efectos depurativos de cuerpo y mente, así como la consiguiente pérdida de los depósitos grasos y otras sustancias de desasimilación

La importancia del ayuno se comprende por el hecho de que actúa en la raíz misma de toda patología funcional y orgánica. Pues ya el padre de la medicina, Hipócrates (siglo v a. de C.) dice en uno de sus aforismos que «la impurificación humoral es la causa de todas las enfermedades». Así pues, no debemos extrañarnos que con un ayuno suficientemente prolongado, gracias al sirope de savia y limón se consigan resultados tan extraordinarios, sobre todo en enfermedades degenerativas, incluido el cáncer.

Sin una sana alimentación no puede haber salud.

Debido a malos hábitos alimentarios, la mayoría de la gente sobrecarga su cuerpo produciéndose gran cantídad de sustancias residuales (toxinas) que los órganos amuntorios no son capaces de eliminar.

Volviendo a Hipócrates, en otro de sus aforismos dice: «En los acrecentamientos mórbidos, debe suprimirse la alimentación; se provoca un gran mal si se sigue comiendo. Cuanto más se nutra un cuerpo cargado de humores, más aumenta el mal».

Los beneficios de un ayuno suficientemente prolongado son incalculables, habida cuenta que afecta favorablemente a todos los mecanismos que integran el ser humano, es decir: el plano físico-energético, emocional, mental y espiritual.

Desde muy antiguo la ayunoterapia ha sido practicada por todas las culturas. «La oración y el ayuno» son recomendados por todas las religiones como medio de autocontrol, autodisciplina y purificación física y mental.

En la cura por el ayuno con el sirope de savia y limón, se cumple uno de los preceptos hipocráticos más importante. Dice: *Primum non nocere* (lo primero es no perjudicar). En la cura con el sirope de savia y limón no se producen efectos secundarios como ocurre inevitablemente con el uso de fármacos produciéndose en muchos casos las llamadas enfermedades iatrogénicas.

El ayuno produce una exaltación de las defensas orgánicas —«vis medicatrix» o poder autocurativo— potenciando el sistema inmunológico, quedando el cuerpo, por consiguiente, mejor protegido contra las infecciones. Al quedar en reposo todos los mecanismos propios de la digestión y asimilación (anabolismo), la energía fluye en sentido centrífugo (catabolismo), favoreciéndose de esta manera el proceso de eliminación de los residuos.

El limón, la fruta más pura y con mayor poder purificador, contribuye decisivamente a disolver y eliminar toda clase de flemas, humores viscosos, grasa superflua y cualquier otra sustancia morbosa. Aparte del poder de disolver y eliminar toda clase de materias de desecho, el limón tiene otras muchas propiedades, tales como: cicatrizantes, desinfectantes, hemostáticas, bactericidas, alcalinizantes, antiinfecciosas, etcétera.

Dice Héctor Durville: el intoxicado piensa y siente a través de sus toxinas. Así se comprende el porqué después de una cura de purificación a nivel intracelular, así como de las neuronas cerebrales, la persona se siente más lúcida, tranquila y armonizada en su conjunto. Y es este equilibrio psicofisiológico y mental que conduce al estado natural de armonía, la cual caracteriza y es expresión de un estado de perfecta salud.

Después de una cura de sirope de savia y limón se produce una predisposición natural a un cambio favorable en los hábitos alimentarios. Había que aprovechar esta circunstancia para erradicar definitivamente los viejos hábitos erróneos que llevaron a perturbar el estado natural de salud con el firme propósito de no continuar con esos mismos errores. Si a esto añadimos una actitud mental positiva, la cura de sirope y limón (llamada también la «Terapia Vital») tendrá las mejores garantías de éxito.

*Luis Juan Mompó*
Naturópata
Sant Boi (Barcelona)

# 15

# RECETAS CON EL SIROPE DE SAVIA

*Crêpes rellenos* (para 10 crêpes)

*3 huevos, 3 cucharadas soperas de harina, 1/2 cucharadita de sal marina, 3 dl de leche de vaca o soja, una cucharada sopera de mantequilla derretida, 1-2 cucharadas soperas de sirope de savia bien batidas en batidora, aceite para freír.*

Se deja reposar la pasta durante una hora, luego freír los crêpes muy finos (5 cucharadas de pasta por crêpe)

Relleno: *2 cucharadas de zumo de naranja, 1-2 cucharadas de pasas, 150 gr de Quarte o Tofu, 2 cucharadas de yogur con nata, una cucharada de zumo de limón, 4 cucharadas de sirope de savia, 100 gr de almendras ralladas ligeramente tostadas.*

Mezclar todo en la batidora y rellenar los crêpes con la mezcla. Servir con un poco de nata montada.

*Crema de savia y plátano* (para 3-4 raciones)

*3 plátanos maduros, el zumo de 1/2 limón y piel rallada, 3 cucharadas soperas de sirope de savia, 2 yogures, 150 gr de Quark o queso fresco, nata.*

Mezclar todo con batidora.

*Batido de fruta y savia* (para 2 raciones)

*200 gr de fruta madura, un poco de zumo de limón, 2-3 dl de leche, 2 cucharadas de sirope de savia, 2 bolitas de helado de vainilla o fruta.*

Mezclar en batidora hasta que se vuelva espumoso.

*Tarta de zanahoria y savia* (para 8 raciones)

*4 yemas de huevo, 1 dl y medio de sirope de savia, 200 gr de zanahoria rallada, zumo de 1 limón y piel rallada, una pizca de canela, 200 gr de almendras ralladas, 80 gr de harina de trigo integral, una cucharadita de levadura en polvo, 4 claras de huevo, una pizca de sal marina.*

Se mezclan bien en batidora las yemas y el sirope. Poco a poco se va añadiendo el resto de ingredientes, excepto las claras y la sal marina, que se baten aparte, agregándolo al final a la pasta. Se cuece en el horno precalentado durante 45 minutos a 180º.

*Tofu Oriental con savia y salsa de curry* (para 4 raciones)

*3 cucharadas de aceite, una cebolla, 500 gr de Tofu. una manzana pequeña, 1 plátano, 1/2 cucharadita de sal marina, 1 ajo picado, 3-4 cucharaditas de curry, 2-3 cucharadas de salsa de soja, 2 cucharadas de sirope de savia, 2 cucharadas de sidra de manzana, un puñado de pasas, un puñado de almendras picadas, 100 ml de nata ligera, un poco de agua.*

Se sofríe en el aceite la cebolla y el Tofu, cortado en cuadraditos. Se corta fina la manzana y el plátano y se añade a la sartén. Se agregan los restantes ingredientes a la sartén, removiendo hasta obtener una salsa deliciosa. Se sirve caliente con arroz.

—Delicioso también encima de flanes o natillas, y como edulcorante en infusiones o cualquier otra bebida.

# INDICE

SI DESEA MÁS
INFORMACIÓN SOBRE:

# LA CURA DE SAVIA Y ZUMO DE LIMÓN

Puede dirigirse a:

TIERS

c/ Virrey Ceballos, 180 4º piso
1077 Buenos Aires Argentina
Telf. 43 81-96 45
43 74-27 02
Fax: 43 81-96 46

E-Mail: tiers@tournet.com.ar

Importadores exclusivos para
Argentina - Paraguay - Chile - Uruguay

# *G. A. ULMER*

# RECOBRAR LA SALUD CON FLOR * ESSENCE

**13'5 x 21 cm.**

**96 págs.**

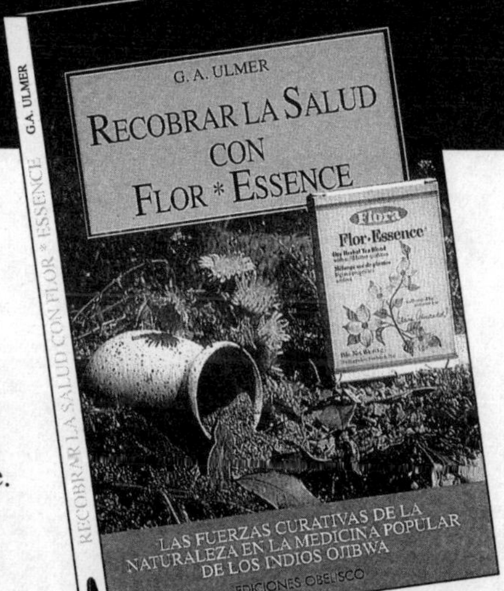


" De manera interesante y extensa, este libro presenta una mezcla de hierbas muy especial para usar en infusión: Flor * Essence. La receta básica forma parte del antiguo tesoro de la medicina natural de los indios Ojibwa y se le atribuyen curaciones extraordinarias.

Flor * Essence tiene un efecto tranquilizante y calmante sobre todo el organismo.

Reconstituye la sangre, ayuda a la digestión, tiene un efecto muy favorable sobre la flora intestinal, impide el estreñimiento, potencia el sistema inmunológico y desintoxica el cuerpo.

Este libro explica todo sobre la historia, los componentes, la preparación, el efecto y la aplicación de Flor * Essence.